JN220189

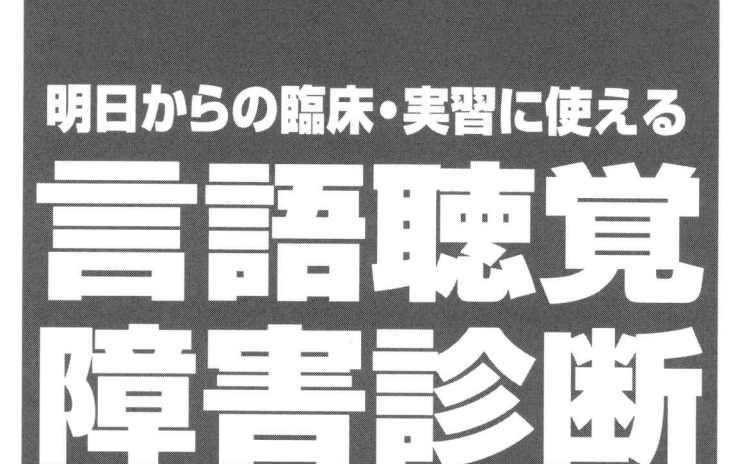

明日からの臨床・実習に使える

言語聴覚障害診断 —小児編

熊本保健科学大学准教授 **大塚裕一** ····· 編著
熊本保健科学大学准教授 **井﨑基博** ······· 著

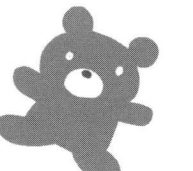

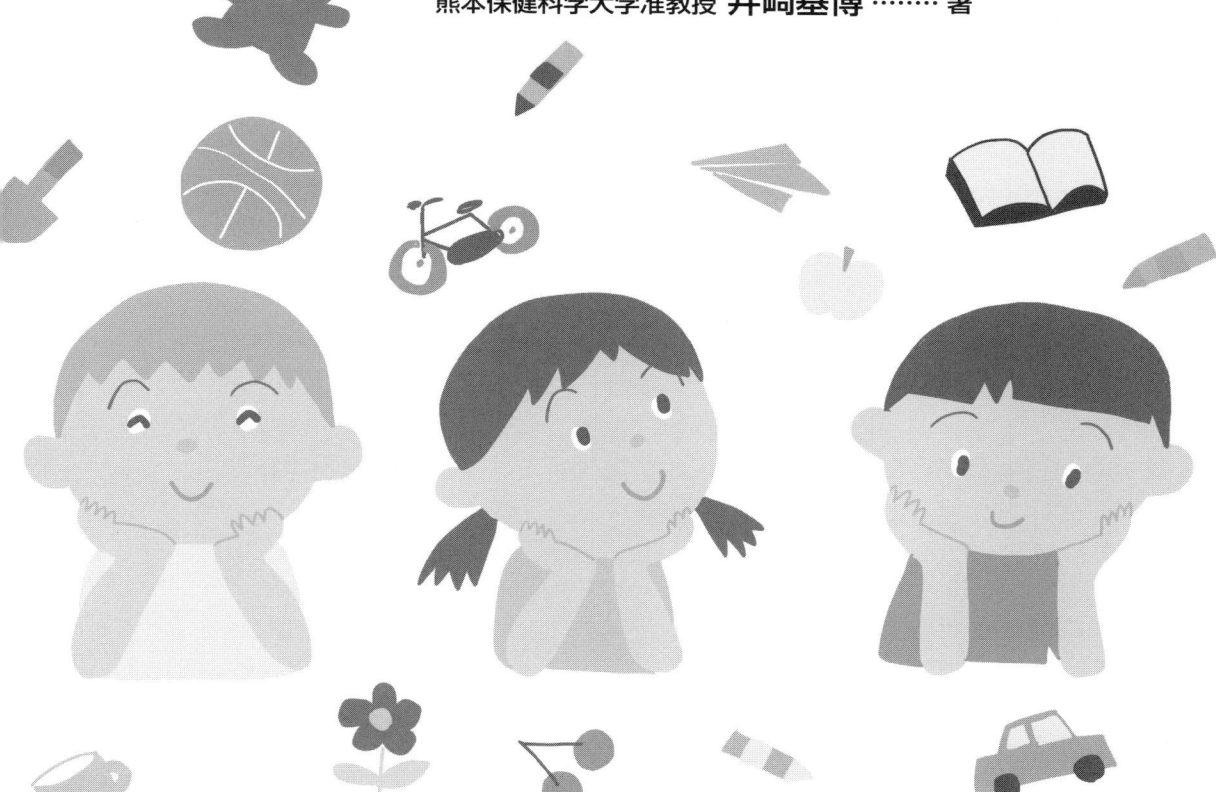

診断と治療社

序

　言語聴覚障害診断学を執筆してから早いもので2年が経過しました。おかげさまで教科書として採用していただいている養成校も多々あると聞き及んでいます。

　そもそも本書は、言語聴覚障害を学ぶ学生、経験年数の浅い臨床家、臨床実習指導者が、言語聴覚障害の評価方法やその流れを系統だって学んでいただくこと、また再度整理していただくことを目的に企画したものでした。しかしながら、私は若い時分から成人の言語障害の方のみを対象に、臨床を重ねてきたということもあり、本書の内容は成人の領域に偏ったものとなっていました。当然、我々の評価、治療の対象は小児から成人までとその年齢層は幅が広く、小児領域の言語聴覚障害診断学のテキストは私のみならず、言語聴覚士の養成校の学生や教員、臨床で小児領域に従事されている言語聴覚士の方もその必要性を少なからず感じておられたのではないかと推察します。そのような現状の中、この度、2年遅れとはなりましたが、小児領域の言語聴覚障害診断学のテキストを発刊することとなりました。

　執筆者は同僚の井﨑基博先生です。井﨑先生は、私の卒業した養成校の先輩から指導を受けた（元）卒業生ということもあり、言語聴覚障害診断学に対して前回、監修をお願いした都筑澄夫先生や私の考え方に理解を示していただき、我々と共通の基本的な考えのもと、非常にわかりやすいテキストを完成させてくれました。

　現在、小児領域の障害も、評価、診断の知識や技術が以前にもましてより一層進み、言語聴覚士にも、これまで以上に多くの期待が寄せられているのを感じます。そのような状況の中、本書が学生だけでなく、若い臨床家にとっての一助となれば、それに勝る喜びはありません。

　2018年11月

　　　　　　　　　　　　　　　　　　　　　　　熊本保健科学大学　大塚裕一

はじめに

　本書は、言語発達に障害のある（または障害があると予想される）子どもを担当する言語聴覚士や養成校の学生が、初回評価でどのように対応することが望ましいのかを具体的に紹介しています。対象となる子どもを特定の障害の子どもに限定せず、幅広く「言語発達障害児」に対する評価・診断としたところが本書の特徴ともいえます。というのも初回の出会いでは診断名が分かっていないからです。知的障害、発達障害、構音障害、などなどそれぞれの障害特性に合わせて丁寧に書かれた教科書がたくさんあります。それらの教科書は障害の特性や症状、評価、訓練などについて詳しく説明しています。しかし、これらの教科書は「診断がついている」ことが前提となります。目の前の子どもがどういう障害なのかが分からなければ、どの教科書を読めばよいのかもわかりません。つまり、どのように評価や診断を進めていけばよいのかわからないと思います。臨床の最初の段階は、言語病理学的な診断や評価です。「どういう障害かはわからないけれどことばの発達に問題がありそうな子どもが今日来るようです、最初に何をしますか？」ということに対しての答えが書かれている教科書があれば、と考えていました。そんな折に、成人領域での言語聴覚障害診断の教科書を執筆された熊本保健科学大学の大塚裕一先生から、診断学の教科書の小児版を書かないかとお誘いを受け、執筆することとなりました。

　また、本書は子どもの状態だけでなく、保護者との関わりについても多くのページを割くことにしました。というのも小児の臨床において、保護者とのやりとりは非常に重要だからです。言語聴覚士は単に子どもの機能訓練を担うだけではなく、子育て支援というより大きな視点で関わることが求められるようになってきました。このような言語聴覚士業務の枠組みの進展にも対応できるように、保護者との面談や保護者の心理についても説明することにしました。

　本書は、診断・評価のためにどのような情報をどのような方法で収集すればよいのかということを解説したものです。ただし、診断のためにはやはり「じっくり考える」ことがとても重要です。考えることをどうか避けないでください。多くの学生さんや若い臨床家の先生が小児の言語聴覚臨床に興味を持ちながらも、難しいと感じられているかもしれません。小児領域の難しさの原因の一つは、「一概に言えない」ところかもしれません。私が小児の臨床で大切にしている視点はこの一概に言えないところです。いろいろな解釈がありうるという点は臨床家を不安にさせるかもしれません。そこで、評価や診断について考える作法についてASHAでも近年話題になっているクリティカルシンキングの方法について紹介していますので、参考にしていただければと思います。

言語発達障害の領域は、発達障害概念の拡大や児童福祉制度の度重なる改変などがあり、臨床に求められるものが刻々と変わってきているように思います。しかし、子どもやその保護者が言語聴覚士に会えて本当に良かったと思ってもらえるように臨床の質を向上させるよう心掛けることはどんな時でも大切にしたいものです。本書が言語聴覚士の臨床や学生の実習だけでなく、診断学を指導する教員や実習生を担当する現場の言語聴覚士に少しでも役に立つことを願っています。

　2018年11月

熊本保健科学大学　井﨑　基博

目 次

第4章　子どもに対する検査　55

第5章　保護者との面接　71

第1章
言語発達障害領域における診断とは

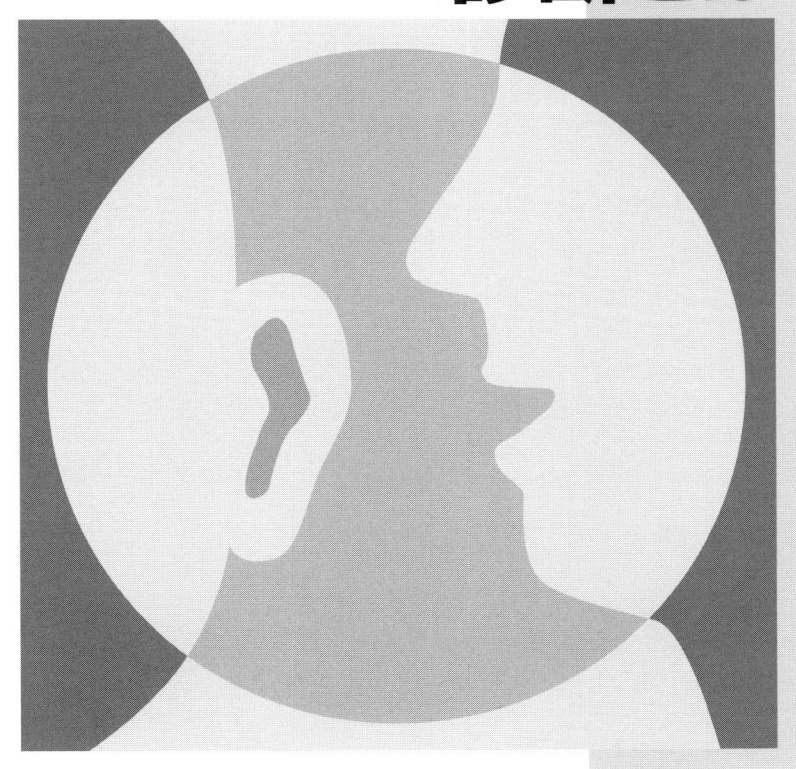

● 1. 言語発達障害の評価

　言語発達障害とは「子どもの生活年齢で期待される水準まで言語が発達していないために日常生活に支障を来している状態」（玉井, 2015）をさします。つまり、評価の対象となっている子どもの言語が、同年齢である定型発達の子どもの言語とどのように異なるのかについて明らかにすることが、小児の言語評価と言えるでしょう。

　さて、子どもの言語評価の目的ですが、大きく分けると次の2つになります。それは、「子どもの言語の特徴を把握すること」と「今後の方針を設定すること」です。

　「子どもの言語の特徴を把握すること」とは、「子どもの言語障害の特徴を明らかにすること」と「子どもの言語障害の原因について明らかにすること」（Leonard, 2014）といえます。

　「今後の方針を設定すること」としては、訓練による介入に必要な情報収集という目的がまず頭に思い浮かぶかもしれません。しかし、目的はそれだけではありません。言語障害を持つ子どもはそのほとんどが家庭での生活をしています。入院しているケースはほとんどありません。この点が成人症例を評価するときとの大きな違いです。つまり、訓練介入による支援と同様に、日常生活に対する支援・アドバイスが大変重要となります。家庭や所属集団（保育園や小学校など）で子どもが現実的にできそうなことを評価します。評価の目的を分類すると次の**図1-1**のようになるでしょう。

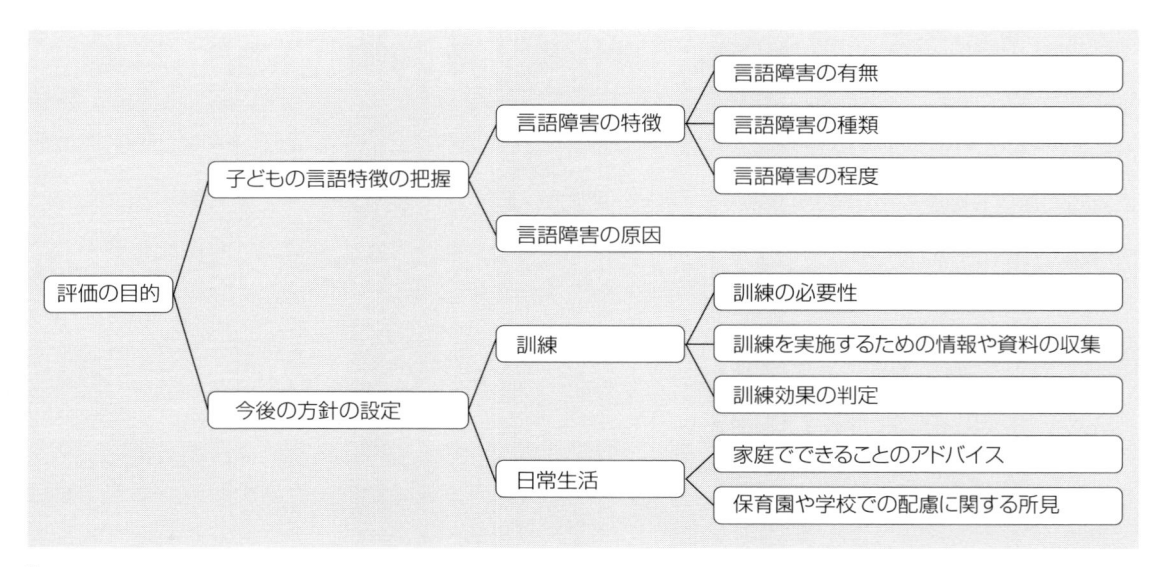

│ 図1-1　子どもの言語評価の目的

　このような評価を通して、言語聴覚士は対象となる子どもの言語の状態について言語病理学的な診断を行うことになります。言い換えれば、言語病理学的な診断を行うことが、言語発達障害の評価の目的といえます。

2. 言語発達障害の診断

1）子どもの言語障害の原因

（1）言語機能に関連する機能

　子どもの言語障害の診断にあたって、言語に関連するほかの機能についても評価する必要があります。

①聴覚

　言語機能に関連する機能としてまず考えることができるものとしては聴覚機能があります。子どもの評価においては、必ず聴覚検査もしくは何らかの聴覚スクリーニングを行いたいものです。聴覚検査については、第4章で説明します。そして、聴覚障害を認める場合、「**聴覚障害に伴う言語発達障害**」と診断されます。

②知能

　知能と言語は密接な関わりがあります。例えば、サーストンは基本的知的能力として空間、知覚、数、言語、語の流暢さ、記憶、推理の7因子を挙げています（八木, 1994）。つまり、言語は知能の中の一つの因子と考えることができます。さらに、言語機能はほかの認知機能と関連をもって発達する発達の機能連関（小山, 2000）という考え方があります。つまり、言語だけが独立して発達するわけではなく、知能のほかの要素と関連を持ちながら同時並行的に発達するという考え方です。知能の計測は子どもの言語評価において重要な意味があります。言語機能のみの障害なのか、知的機能も同時に障害されているのかによって診断は変わります。知的機能の障害を認める場合、「**知的障害に伴う言語発達障害**」という診断になります（**図1-2**）。知能検査については、第4章で説明します。

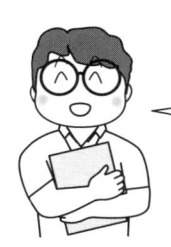

言語発達に遅れがあると考えられる時は、知能も調べておきましょう。知能にも問題があるなら、子どもへのアプローチは変わってきます。

▌図1-2　言語発達と知能

③対人相互交渉

　Tomasello（2003, 辻ほか訳, 2008）は、言語習得にとって最も重要なものの一つとして共同注意を挙げていて、「言語というものが共同注意のスキルの—たいへん特殊なものではあるけれど—一類型に過ぎない」と述べています。共同注意行動とは、他者の指差しや視線を目で追うことができるようになり、他者との3項関係を構築できることですが、定型発達児では9ヵ月以降に出現します（**図1-3**）。自閉症児ではこの共同注意行

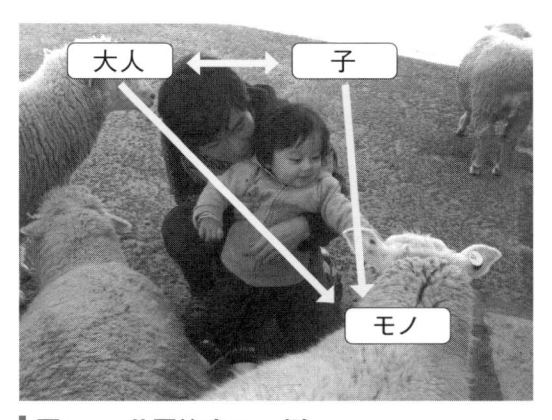

大人　子　モノ

▌図1-3　共同注意の一例

動が出現しにくい（神尾・小山, 2009）と考えられています。このように共同注意をはじめとする対人相互交渉の問題を持っていて自閉症が認められる場合、「**自閉症スペクトラム障害に伴う言語発達障害**」という診断になります。（ただし、自閉症はコミュニケーションの障害は必ず認められますが、言語発達が必ず遅れるというわけではありませんので、気を付けておいてください。）

（2）言語機能

聴覚・知能・社会性のような観点から評価し、特別な問題を検出できないにもかかわらず、言語機能のみに問題のある場合があります。この場合、原因としては環境要因と個体要因が考えられます。

①環境

言語発達にはその子ども（家族）の社会的背景も関係しているといわれています。たとえば、Nobleら（2007）においても、社会経済的地位の高い親を持つ子どものほうが言語能力が高かったという結果があります。現在わが国でも経済的な格差が拡大しており、2015年の子どもの貧困率は13.9%にのぼり（厚生労働省平成28年国民生活基礎調査による）、大きな社会問題となっています。親の社会経済的背景が小学生の国語や算数の成績に影響を与えていることを示すデータもあります。ただし、低所得者層の親が教育に関心がないというわけではないこともわかっています。それよりも、低所得者層の読書経験の乏しさが大きな要因になるようです（垂見, 2014）。この点は言語聴覚士としては興味深い事実かもしれません。

また、多文化多言語環境で育つ子どもの問題も見過ごすわけにはいきません。彼らの言語をどのように評価するのかについても工夫が必要となります（下井田, 2014）。わが国においても、このような社会環境要因を言語発達遅滞の原因の候補の一つと考えられるかもしれません（**図1-4**）。この場合、「**環境要因による言語発達の遅れ**」と診断することになるでしょう。

> 貧困や外国人家族などが言語発達に影響を与える可能性があり、これまでとは異なる指導が必要になるかもしれません。社会問題にも敏感であるように心がけましょう。

図1-4　言語発達と環境要因

②個体

個体要因としては言語に関する何らかの高次脳機能が影響していると考えられています。この場合の診断はいくつか考えることができますが、次の2）（2）言語障害の種類の項で説明します。

2）子どもの言語特徴の把握

先ほども述べた通り、子どもの言語評価の目的は、対象となる子どもの言語の「特徴」と「原因」を明らかにすることです。言語障害の特徴を明らかにすることを通して、①言語障害があるのか　②言語障害の種類は何か　③言語障害の程度はどれくらいか　について判断をします（**表1-1**）。

表1-1　子どもの言語特徴の把握

①言語障害があるのか
②言語障害の種類は何か
③言語障害の程度はどれくらいか

（1）言語障害の有無について

①言語発達年齢の観点から

　まず、対象となる子どもの言語に障害があるのかないのかを明らかにする必要があります。つまり、その子どもの言語が同年齢の子どもと比べて問題があるのかを判定します。このことを明らかにするためには言語発達学の知識を必要とします。定型発達の子どもの言語発達について、乳児期から成人期にかけてまでの特徴をしっかり頭に入れておきましょう。

　では、下のようなケースで具体的に考えてみましょう。

> ケース1）保護者の主訴「1歳になる子どもが2語文を話せません。心配です。」
> ケース2）保護者の主訴「5歳になる子どもが2語文を話せません。心配です。」

　まずは、その年齢にしてこの症状は問題なのかという視点で評価を行う必要があります。たとえば、ケース1もケース2も主訴は「2語文が話せない」ということです。この場合、重要な事柄は年齢というファクターです。ケース2は言語発達の問題を感じさせますが、ケース1はこれだけでは問題があるとは言い切れません。なぜなら、たいていの子どもが2語文での発話が可能になるのは1歳半くらいの年齢だからです。つまり、定型発達における言語発達の基準・マイルストンを理解しておくことがとても重要になります。<u>定型発達の子どもができるとされる年齢から著しく離れている場合、言語発達の遅れがあると推測されます</u>（**図1-5**）。

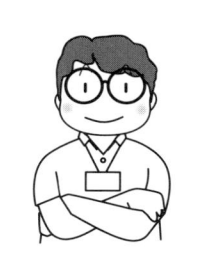

> どんなことがどれくらいの年齢でできるようになるのか、頭に入れておこう。子どもと触れ合う体験があると、発達のイメージを作りやすいよ。

図1-5　発達のマイルストン

②言語の機能という観点から

　成人領域において言語評価を行う際、「聞く」「話す」「読む」「書く」について評価を行いますが、小児の領域でも同様です。ただし、「読む」「書く」については乳幼児では評価しません。なぜならまだ文字を習得する段階ではないからです。小学生になると1年生の最初からひらがなの学習が始まります。つまり、「読む」「書く」に関する評価は年齢的に小学生以上の子どもを対象に行います。

　一方、「聞く」「話す」については乳幼児から評価できる項目です。標準化された言語発達検査にも「聞く」「話す」に関する項目が設けられています。例えば、＜S-S法＞言語発達遅滞検査では、「聞く」については「受信」、「話す」については「発信」という指標を用いていますし、LCスケールでは「聞く」については「言語理解」、「話す」については「言語表出」という指標を用いています。（それぞれの検査により用語が異なりますので整理しておきましょう。）つまり、言語発達に関して「聞く」「話す」の2側面から子どもの評価を行うことが大切なことです（**図1-6**）。

　さらに、言語は機能的に4つの側面からとらえることができます。言語の4側面とは、「音韻」「意

味」「統語」「語用」の4つのことです。言語発達を評価するうえで、言語のどのような側面に障害があるのかを明らかにする必要があります（**表1-2**）。例えば、言語の障害と言っても、統語の障害がある子どもと語用の障害がある子どもでは全く臨床像が異なります。統語の障害があれば、会話は円滑にできますが長い文での発話が難しいかもしれま

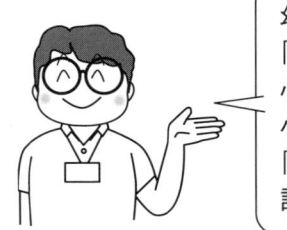

幼児の場合、「聞く」「話す」の評価を中心に！！小学生になったら、「読む」「書く」の評価も加えよう。

図1-6　年齢と評価項目

せん。語用の障害があれば、発話自体は文法的に正しいのですが会話が成立しにくいかもしれません。

表1-2　言語の4側面

音韻	語がどのような音の集まりで構成されているのかを分析すること
意味	単語とそれが意味することの分析、語彙
統語	文構造の分析、文法
語用	発語の意図を分析すること、会話

（2）言語障害の種類は何か

　さて、さきほど「言語発達障害の原因」について述べましたが、言語に関する何らかの高次脳機能が影響しているケースについてはまだ診断ができていませんでした。そこで、この項目では診断に関係のある言語障害の種類について説明します。

　まず、言語（language）の障害であるのか、話し言葉（speech）の障害であるのかに区別します。言語の障害としてはいわゆるlate talker、特異的言語発達障害、ディスレクシア（発達性読み書き障害）などがあり、話し言葉の障害としては構音障害、吃音などが考えられます（**表1-3**）。

表1-3　言語障害の種類

言語の障害
late talker 特異的言語発達障害（聞く・話すの障害） ディスレクシア（読む・書くの障害）
話し言葉の障害
構音障害 吃音

①個人差の範囲　Late talker

　言語発達の初期段階で言語獲得に困難をきたす子どもがいますが、どの程度の困難さでlate talker（LT）とされるかについては、はっきりした定義はありません。LTの子どもの中には後々特異的言語発達障害という言語病理学的診断名のつくこともありますが、中には同年齢の子どもに言語発達が追いつくこともあります。現在のところ、LTのうち、どの子どもが将来臨床的に問題を示すのかという予後予測は困難とされています（**図1-7**）。ただし発達初期に表出言語の問題より理解言

語に問題があった児や親が言語発達の問題を持っていた児のほうが将来言語病理学的な診断がつく可能性が高いようです（Fletcher & O'Toole, 2016）。

②特異的言語発達障害（SLI）

SLIは言語の表出や理解に障害があるが、聴覚障害・知的障害・自閉症などでは説明できない状態のことを指します。つまり、様々な評価を通して、言語以外の領域では発達に問題が認められない場合はSLIという診断になります。SLIという用語は医学的診断名ではありません。DSM-Vにおけるコミュニケーション障害群の「言語障害」に相当するものと考えられます。SLIの診断の目安としては、①標準化された知能検査での知能が正常であること、②標準化された2つ以上の言語発達検査で、その子どもの年齢平均より1.25SD以上低いこと（田中, 2015）が使われています。ただし、田中（2015）の指摘にあるように、この基準だけではほかの発達障害をSLIと誤診する可能性があるので、対人関係の問題などほかの発達障害の特徴がないのか注意深く行動観察する必要があります（**図1-8**）。行動観察の方法やポイントについては、第3章で詳しく説明します。

③ディスレクシア（発達性読み書き障害）

言語の中でも「読む」「書く」に問題を生じている場合、ディスレクシアの可能性が考えられます。国際ディスレクシア協会によるディスレクシアの定義としては、「単語認識の正確さや流暢さに困難が認められること、つづりや符号化（decoding）の能力に問題があること」（Moats & Dakin, 2008）とされています。つまり、読み誤りが多かったり、読むスピードが遅かったりします。ディスレクシア児のスクリーニングとしては、「標準　読み書きスクリーニング検査」などがあります（**図1-9**）。この検査については第4章で説明します。

④機能性構音障害

構音障害は語音がある程度固定的に誤って構音される状態を指しますが、子どもの構音障害は

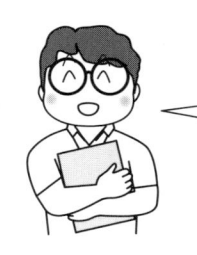

評価しているお子さんのことばが遅れているのか、いずれ追いつくものなのか、1回の検査だけで予後予測することは難しいですね。

図1-7　言語発達遅滞と個人差

SLIは医学的な診断名ではないのです！
だからこそ、STが責任をもって診断できるように。他の障害との鑑別は注意深い行動観察が必要ですよ。

図1-8　SLIと他の障害の鑑別

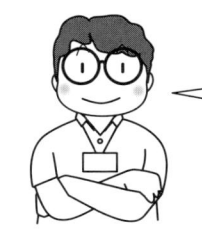

ディスレクシアも医学的診断名ではないのです。医学的には、限局性学習障害の中の1領域になります。
ディスレクシアは「読む」「書く」の障害ですが、「話す」「聞く」の障害が合併していることもよくあるので、幅広い評価が必要ですよ。

図1-9　ディスレクシアの診断

年齢的に構音できると期待される語音を誤っていることが重要なポイントとなります。つまり、それぞれの音の完成時期について理解しておく必要があります。子どもの構音障害は一般的に機能性構音障害と器質性構音障害に分類されます。機能性構音障害は構音器官に構音障害の原因になるような形態的異常や神経・筋などの異常が認められないにもかかわらず、構音に誤りが認められる場合です。また、構音障害は言語発達障害やADHDと共起しやすい (Flipsen, Bernthal, & Bankson, 2017) ということも知られていますので、発音のことを主訴で来所した子どもであっても、言語や注意機能について評価することが必要な場合もあります (**図1-10**)。

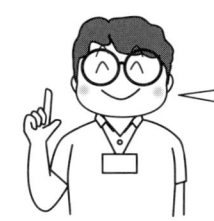

機能性構音障害も医学的な診断名ではないですよ。
診断のためには、誤りの状態だけでなく、年齢との関係を考察することが重要になります。器質的な問題がないこともしっかり確認してくださいね。

┃図1-10　機能性構音障害と他の障害の鑑別

⑤器質性構音障害

　器質性構音障害は構音器官の形態や機能の異常が原因で起こる場合を指します。器質性構音障害を引き起こす原因としては口蓋裂が有名ですが、これは誕生時からフォローされています。一方、先天性鼻咽腔閉鎖不全症や粘膜下口蓋裂などは見過ごされているケースも多く、言語評価の場で初めて明らかとなることも多いです (加藤, 2012)。つまり、評価の場において、これらの疾患を見逃さないように子どもの観察をしっかり行う必要があります (**図1-11**)。口腔内の観察については、第3章でもふれています。また、口蓋裂児は知的障害を伴うことが多いので、年齢に応じて言語発達や集中力などを考慮したうえで、構音訓練が負担にならないかを検討しながら構音指導を進めていく必要があります (出世, 2011)。

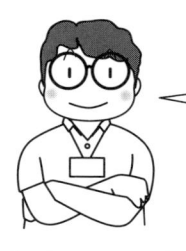

構音の誤りをきっかけに、口腔内の器質的疾患を発見できることもあるんですよ。
ですから、子どもの構音障害は機能性構音障害と決めつけないで、慎重に評価をしよう。

┃図1-11　器質的な疾患の発見

⑥発達性吃音

　語音の繰り返しや引き伸ばし、ブロックのような吃音症状によって流暢に発話することが困難な状態のことです。発吃時期は幼児期であることが多く、自然治癒することも多いです。さらに、2, 3歳ごろの幼児では非流暢な発話が観察されることがあります。この非流暢性は年齢に伴い減少していきます。正常な発話の非流暢性と発達性吃音は同じ発症機序によるという説と異なる発症機序

幼児期の吃音に関する相談は、STが責任をもって取り組みたいものですね。さまざまな視点での評価が必要ですよ。

┃図1-12　吃音の診断

があるという説があり、はっきりしたことはわかっていません（松本, 2013）。ただし、発生及び頻発期や言語発達の特徴を合わせて観察することが重要とされています（**図1-12**）。

（3）言語障害の程度はどれくらいか

　事前情報や保護者からの訴え、行動観察の様子に基づいて、子どものある程度の重症度について見積もることができます。その予測に応じて、標準化された検査のうちどのような検査をすることが望ましいのかを考えます。たとえば、年齢が10歳の子どもでしたら年齢的にはWISC知能検査を行うことができますが、その子どもが無発語でしたらWISCを施行することは難しいです。そこで、K式発達検査などほかの検査を選択するほうがより多くの情報を得ることができるでしょう。

3）今後の方針の設定

　評価においては、言語病理学的な診断を行うとともに、今後の方針を設定することが重要です。この章の最初に、言語発達障害の定義を述べました。繰り返しになりますが、言語発達障害とは「子どもの生活年齢で期待される水準まで言語が発達していないために<u>日常生活に支障を来している状態</u>」です。これまでに言語発達障害の原因や特徴について説明しましたが、言語聴覚士が言語発達障害の原因や特徴を明らかにすることは「期待される水準まで言語が発達していないこと」を明らかにすることです。つまり、今後の方針の設定は、子どもが「日常生活に支障を来している」ことに対する支援方法を決定するということです（**図1-13**）。

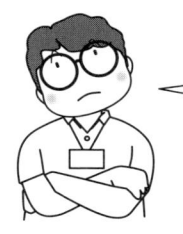

言語発達に遅れがあると、日常生活でどんなことが困るかな？
想像力を働かせて考えてみよう。

┃図1-13　方針の立て方

　言語発達障害を持つ子どもの多くは、家庭で生活しています。さらには、保育所や幼稚園、小学校などに通っています。つまり、日常生活の多くの時間を子どもたちと接するのは保護者と保育士や教師ということになります。ですから、支援方法はSTの行う直接的な訓練指導だけではなく、保護者や教師が適切に関わることのできるような提案や助言を行うことも含まれます（**図1-14**）。

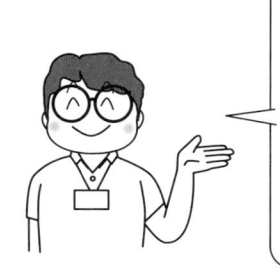

保護者だけでなく、保育士や学校の先生など、周りの大人がその子とうまくコミュニケーションできるようになることを目指しましょう。

┃図1-14　子供を取り巻く大人への支援

（1）方針を設定するために

　何らかの評価や診断を通して今後の方針を設定しますが、方針設定の前提となる事項がいくつかあります。

①子ども・保護者の希望

方針の設定には言語聴覚士の見立てが必要なことは言うまでもありませんが、言語聴覚士の考えだけではなく、子どもや保護者が何を望んでいるか、どうなりたいと思っているのかについて尊重する態度が大切です。

②長期目標・短期目標

子どもや保護者の願いに基づいて長期目標を立てます。長期目標は漠然とした内容かもしれません。その目標を具体的に実践できるような内容を短期目標に置くとよいでしょう。

③言語聴覚士ができること

子どもや保護者が願っていることを可能にするために言語聴覚士はどういう支援を展開できるのかについて、子どもや保護者に理解しやすいような表現で伝えるようにしましょう。子どもが「今できないこと」をどういう方法（訓練や環境設定）を用いることによってできるようにするか、について述べることがポイントとなるでしょう。

④子どもが今できること

子どもが「今できること」や子どもの「長所」について明らかにしていきます。子どもが今できることを家庭や保育所などで継続的に行うことや行う頻度を高くするための工夫を提案できるとよいでしょう。

⑤保護者ができること・保育士教師ができること

家庭や保護者に今現在どれくらいの養育力があるのかを見積もることも大切です。例えば、訓練を行おうとしても保護者がフルタイムで勤務している場合は難しいかもしれません。また、保護者に精神疾患があるため子どもの現状と向き合うことが困難なケースもあるかもしれません。100人の子どもがいれば、保護者も100通りです。一人一人の保護者の養育力を見極めながら提案することが大切です。保育所や小学校についても同様です。

⑥子ども・保護者の同意

支援方針の決定には子どももしくは保護者の同意を必要とします。子どもや保護者が支援方針に納得したうえで展開していくことが必要となります。

⑦再評価

ある程度の時期をめどに短期目標を達成できたかを子ども・保護者と確認しましょう。再評価の時点でさらに次の方針を設定していくことになります。

（2）訓練の方針

評価・診断に基づき、言語聴覚士による訓練が必要であるかどうかを判断することになります。ここで重要なことは、言語障害の重症度と訓練の可否は必ずしも一致しないということです。言語障害の程度が重度でも訓練を行わないケースもありますし、軽度でも密な訓練を要することもあります。先ほどの「子ども・保護者の希望」や「保護者ができること」などを考慮して、総合的に判断します。

①訓練の必要性なし

　言語発達に問題が認められない場合、訓練の必要性はないでしょう。

②経過観察

　訓練的な介入よりも保護者や教師への助言のほうが効果的であると思われる場合や自然治癒を期待できる場合などは経過観察とします。ただし、経過観察は放置することではありません。経過観察とする場合、言語聴覚士は以下のことに留意しましょう。①経過観察中に、保護者や教師に子どもとどう接することが望ましいかを具体的に示すこと。②どのくらいの期間経過観察とするのかを明確にすること。**図1-15**に経過観察の具体例を示します。

　このように「・・はしないように」と具体的な接し方についての指導を行います。さらに、次回の予約をすることで保護者に安心感を与えるようにします。

子ども：3歳6ヵ月
保護者の主訴：サ行が言えないのが気になる
STの判断：年齢的にはサ行が構音できないことは問題とはいいきれない

①経過観察中の接し方
　周囲の人が子どもに対して誤り音を指摘したり、正しい音を言わせるようなことはしないように指導する。
②経過観察期間
　半年後、4歳になった時点で再度構音の評価を行う。次回の来所日程を決め、予約する。

図1-15　機能性構音障害　経過観察の例

③訓練

　訓練には個別訓練と集団訓練があります。また訓練頻度も様々です。わが国では子どもの外来訓練は多くても週1回程度のようですが、子どもの状態や保護者の希望などにより柔軟に判断します。

（3）家庭生活への提案の方針

　たいていの場合、保護者は日常の家事や仕事と並行して子育てを行っています。そのうえ、言語発達障害のある子どもの子育ては、定型発達の子どもの子育てよりも困難なこともあります。子育ては短期間の仕事ではなく、長期にわたって行う必要があります。つまり、家庭生活への提案は、保護者が無理なく継続的に行えるものにしましょう。

①日常生活のリズムを作ること

　子どもが成長するために欠かすことのできない「寝ること」「食べること」「遊ぶこと」などを経験できるように、家でできることを保護者とともに考えます。体や心の成長が言語発達に密接に結びついていることを保護者に理解してもらうことが重要です。このことを説明するために、中川（1986）の書物にある「ことばのビル」の図はとても有用です。

②お手伝いと趣味

　家庭の中でその子どもが実現できるお手伝いを考えてみましょう。お手伝いの習慣化は生活にリズムを作ることができます。また趣味を見つけてあげましょう。趣味の活動を通して達成感を感じたり、自己肯定感が芽生えると考えられています（田中, 2014）。

● 3. 支援の場に沿った評価の目的

1）早期発見・早期療育のシステム

　言語発達障害のある子どもに評価・診断を行うとして、どの段階で子どもと関わっているのかを十分把握しておく必要があります。言語障害の種類や程度によって、発見や対応される時期が異なるからです。乳児期前期から対応する障害としては、ダウン症などの染色体異常、口唇口蓋裂、聴覚障害、脳性麻痺などが考えられます。これらの子どもたちとの最初の関わりは専門の医療機関になります。一方、発達障害や軽度から中等度の知的障害、機能性構音障害、吃音などは乳児期後半から幼児期、学童期に関わり始めることとなります。つまり、これらの子どもは多くの場合乳幼児健診で最初に関わることになります（**図1-16**）。

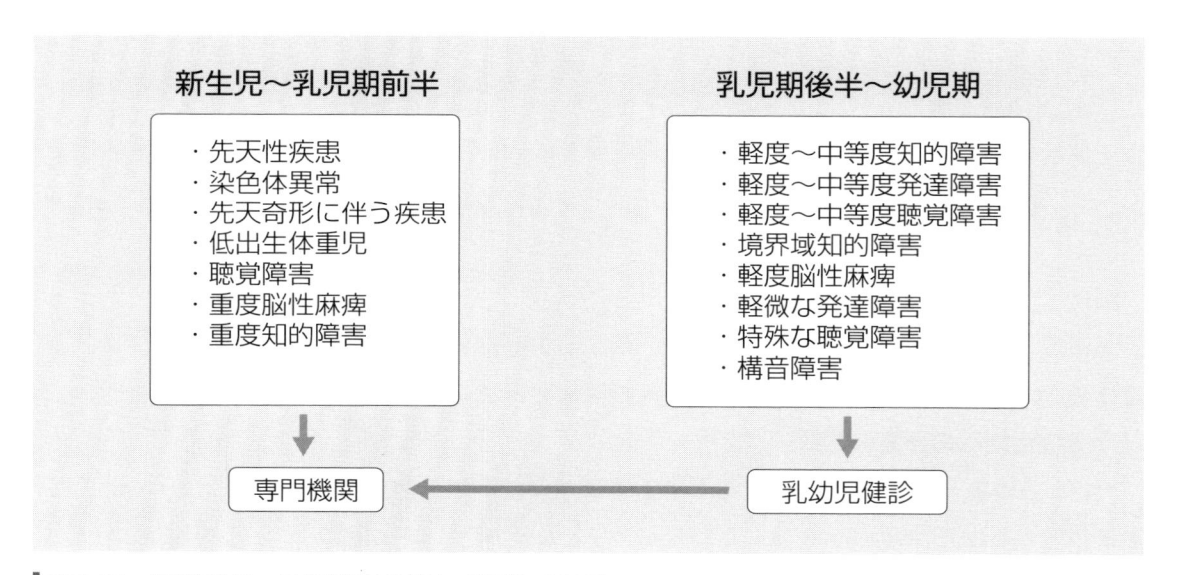

図1-16　早期発見・早期療育の流れ（笠井, 2015）

2）専門機関

　口蓋裂や聴覚障害などの障害は生後すぐから関わることになります。この年齢ではまだ言語発達の初期段階であるため、親子の関係性などについてチェックし、保護者の心理的なサポートや言語発達の基礎となる情緒的な人間関係の形成ができるようになることを目指します。

3) 乳幼児健診

多くの発達障害児は乳幼児健診で発見されます。発達障害児の発見に有用な健診としては、1歳半健診と3歳児健診があげられますが、近年では5歳児健診を設けている自治体もあります。

1歳半健診や3歳児健診はほとんどの保護者は「子どもの言語に問題がない」と思って受診しています。つまり、言語障害の発見に対するニーズがあるわけではありません。短時間でスクリーニング的にできる課題を行います。1人にかけるスクリーニング時間は3分程度で、気になる子どもでも5分程度とします（笠井, 2015）。

1歳半健診では、言語的コミュニケーションとして5語以上の単語を話せるか、非言語的コミュニケーションとしてはアイコンタクトがあるか、指差しを行うか、指差しを理解できるか、模倣をするかなどの項目について調べることが多いです。しかし、1歳半の時点では言語聴覚士に対して子どもが発語するとは限らないので、理解語彙を調べる課題を行うなど工夫が必要です（**表1-4**）。

3歳児健診では、聴覚と言語について確かめます。聴覚については、囁語法や指こすり法などを用いることが多いです。聴覚については、この機会を逃すと就学前健診まで聴覚を検査する機会がないので、必ずスクリーニングしておきたい項目です。言語については名前や年齢が言えるか、2語文を話せるか、発音の問題はないかなどについて調べます（平岩, 2015; **表1-5**）。

さらに、乳幼児健診でのスクリーニングを終え、言語発達に問題がある可能性が考えられる場合、子育て教室や子育てグループ支援を紹介します。これらの教室への参加を通して、言語発達の問題が明らかになった場合、児童発達支援センターを紹介されます。一方、乳幼児健診で明らかな言語発達の問題がある場合には、直接児童発達支援センターや専門医療機関を紹介します。**図1-17**に健診後の地域療育システムの流れの例を紹介します。かなり多様な経路があることが理解できると思います。自分がどの地点で評価しているのか、しっかり把握しておくことが重要です。

表1-4　1歳半健診　コミュニケーションの項目例

①	言語	5語以上話せる
②	非言語	アイコンタクト
③	非言語	指さし
④	非言語	模倣

表1-5　3歳児健診　コミュニケーションの項目例

①	聴覚	囁語法や指こすり法
②	言語	名前や年齢が言えるか
③	言語	2語文を話すか
④	言語	構音

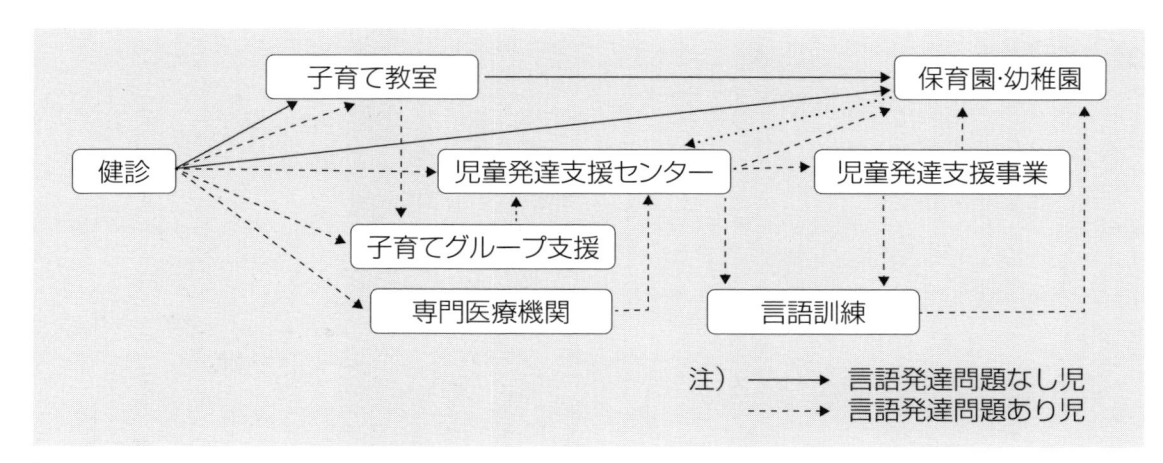

図1-17　健診後の地域療育システム

4) 児童発達支援センター

　児童発達支援センターは、通所利用する障害児やその家族の支援を行う施設で、地域の中核的な療育施設のことです。役割としては、子どもの発達支援だけでなく地域支援として保育所等の訪問支援や相談支援を行います。さらに医療型の発達支援センターの場合は医療機能を持ち合わせており、医療としてのリハビリテーションを行うことができます。

　この場面での言語聴覚士の評価や診断は、健診や子育てグループ支援事業でのスクリーニング評価に基づき、詳細な評価を行い、確定的な診断を行うことです。さらに、言語訓練が必要なのかなど今後の方針を決めることになります。児童発達支援センターで言語訓練を行うこともありますが、より地域に密着した児童発達支援事業所や近隣の病院での言語訓練などを紹介することもあります。（児童発達支援事業所とはおもに未就学の障害のある子どもが身近な地域で適切な支援を受けられることを目的にしている施設のことで、国の規制緩和の方針の中、急速に施設数が増えています。）**図1-18**に児童発達支援センターと児童発達支援事業の違い（厚労省資料を改変）を模式的に示しています。

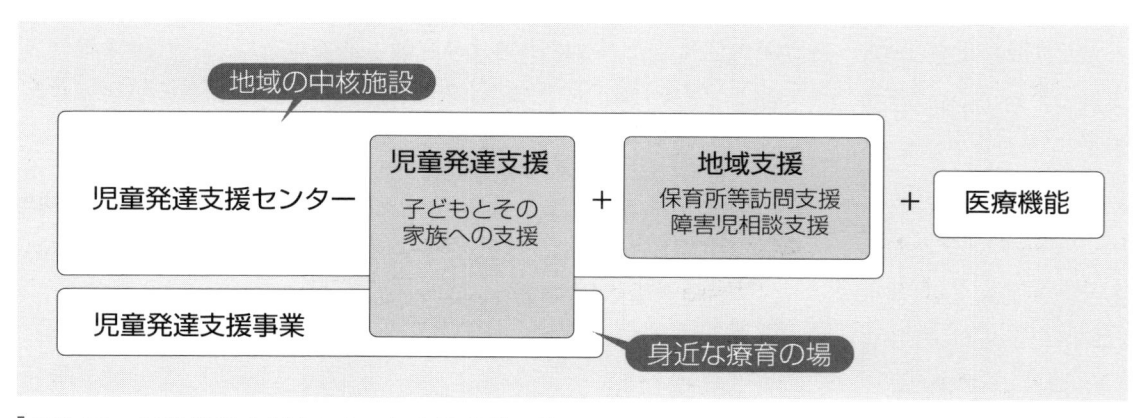

図1-18　児童発達支援センターと支援事業の違い

5）訪問支援

　地域支援の一環として、保育所等の訪問支援があります。保育所等からの依頼に基づき、対象となる子どもの保育場面を観察し、行動を評価します。その後評価した内容についてのカンファレンスや保護者・保育スタッフを交えた3者面談を行います。

　この際重要なことは、保育から学ぶという姿勢です。言語聴覚士の独断で今後の方針を決定するのではなく、保護者やその子どもの関わる関係職種との連携が重要です。

　保育場面の観察でのポイントは、個別訓練場面との違いを意識することです。集団の保育場面ですので、先生やクラスメイトとの人間関係や集団のルールを理解できているのかについて観察します。さらに、言語面としては、先生からの一斉指示を理解できているのか、自分から要求を伝えたり援助を申し出ることができているのかなどについて観察します。

　保育カンファレンスのポイントは、保育スタッフから現在困っていることや普段の様子を聞くことです。言語聴覚士は、障害像と発達レベルの見立てについて説明しますが、観察した内容と関係づけながら説明することで説得力のある説明となります。また子どもや保育の肯定的な内容から話すことで、対象となる子どもの短所だけでなく長所にも目を向けてもらうことや保育スタッフに自信を持ってもらうことを心がけます。また、言語聴覚士と保育スタッフが対象となる子どもに対する共通認識を持つことを目標にします。

● 4. 発達段階による評価の目的

1）乳児期

　乳児期はいわゆる前言語期といわれる時期のことです。この時期は、コミュニケーションの基礎を築き上げる時期です。親子間での情緒的なコミュニケーションが可能であるのかについて観察します。口蓋裂や低出生体重での出生などの医療的な問題があると、保護者が現在や将来について不安になっているかもしれません。保護者の話をしっかり聞きながら、思いを受け止め支えていくことが大切です。

　前言語期でも生後9ヵ月を過ぎるころになると認知能力が飛躍的に発達します。言語発達の基盤となる能力として、**手段─目的関係の理解、事物の永続性の理解、共同注意**などの能力があります。これらの認知能力が備わっているのか、遊びの中から観察します。手段─目的関係の理解の例を**図1-19**に、事物の永続性の理解の例を**図1-20**に示します。共同注意の例は**図1-3**（p.13）に示したとおりです。

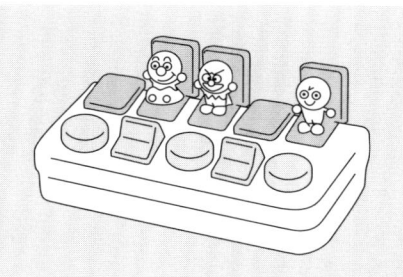
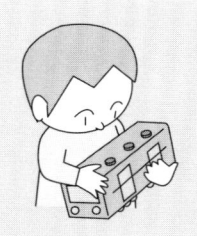

| ボタンを押す（手段）と、人形が出てきたり、電車のドアが開く（目的）ことを理解できます。 |

| 声を出す（手段）と、母親が振り向くとかご飯がもらえる（目的）ことを理解できるようになります |

図1-19　手段－目的関係の理解

視界からモノが消えたとしても、実際には存在し続けていることがわかるようになります。

例．ヌイグルミを布で隠しても、その下を探そうとします。
実物がなくてもイメージできることを意味します。
つまり、「りんご」と言って、実物のりんごが目の前になくてもイメージできることにつながります。

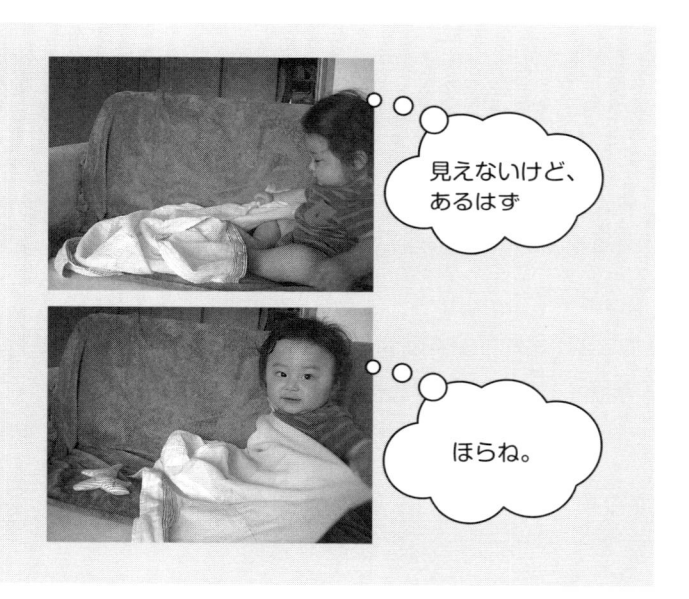

見えないけど、あるはず

ほらね。

図1-20　事物の永続性の理解

2）幼児期前期

　幼児期前期は単語獲得期から語連鎖（いくつかの単語をつないで文にする）表出期にあたります。語彙の獲得は最初はゆっくりしたものですが、そのうち語彙の爆発的増加期を迎えます。さらに単語と単語を結びつけて文を作るようになります。

　発話に問題が認められる場合、それが発話のみ遅れているのか、発話と言語理解の両方が遅れているのかを明らかにする必要があります。言語発達障害児は、発話することができなくても、理

解している単語を多数獲得していることがあるからです。さらに、単語理解が不良な場合は、事物の概念の理解を確認します（**図1-21**）。

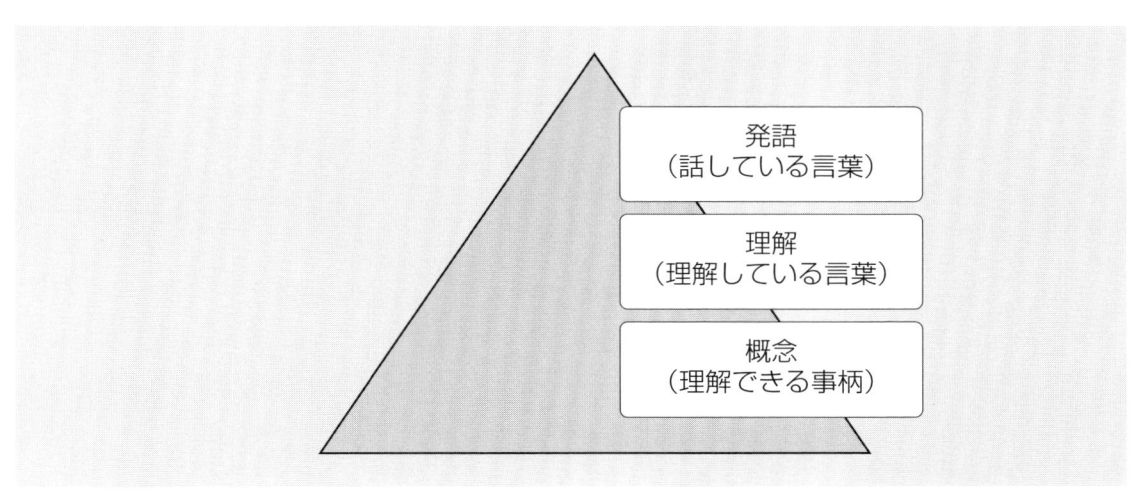

図1-21　言語理解の段階

3) 幼児期後期

　幼児期後期は、より抽象的な単語や複雑な文法構造を理解するようになります。また、談話能力も発達し、文脈的に一貫性や整合性のある発話ができるようになります。さらに、読み書きの基礎となる音韻意識の能力が発達します。これらの能力についてバランスよく評価し、所属している集団（保育園など）へ適応できることを目指します。

　5〜6歳では小学校入学を控えていますので、就学に向けての進路選択など今後の方針を決定する時期でもあります。多くの市町村では市町村の教育委員会による就学相談が開催され、就学についての心配事や進路選択での悩み事についての相談を受け付けています。つまり、就学直前の子どもに対する評価は、就学相談に向けての資料や小学校への情報提供としての資料としての意味があります。言語評価を通して、子どもの長所や今後の課題など未来志向の評価を心がけます。

4) 学齢期

　学齢期は、学校への適応が中心課題となります。言語としては、「聞く」「話す」だけではなく、「読む」「書く」の能力を必要とします。これまで気が付かれなかった読み書きの障害が明らかになることがあります。また、「聞く」「話す」の能力に関しても比喩や冗談と言った語用的側面での問題が明らかになることもあります。

第2章

言語発達障害児の評価・診断の臨床

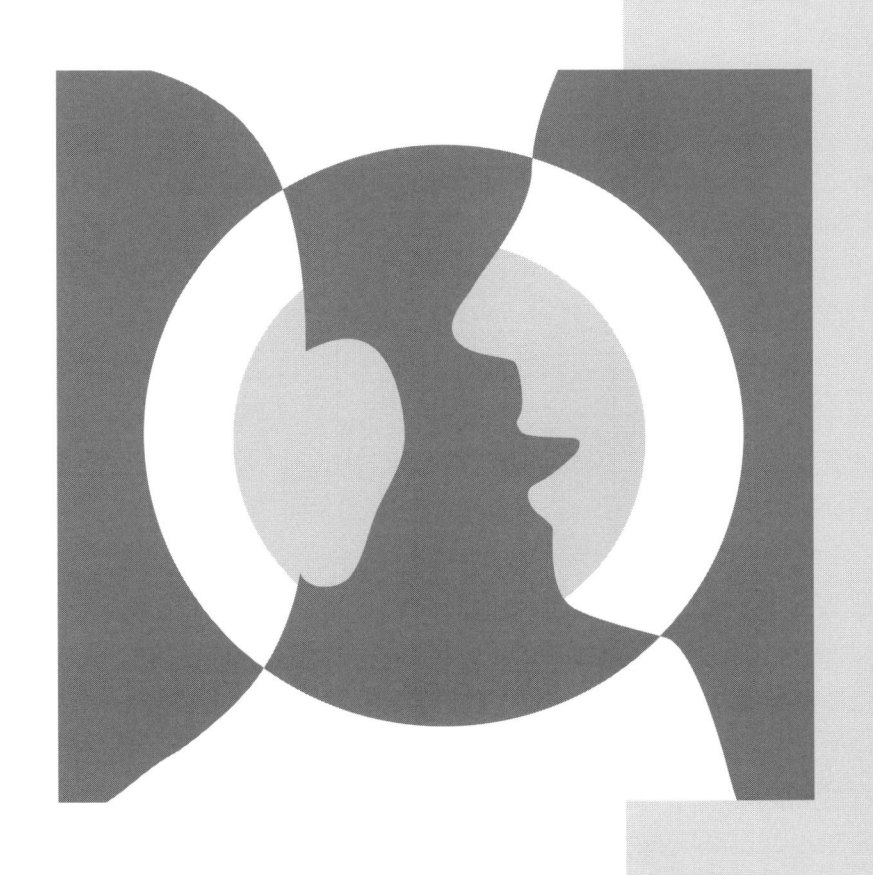

1. 評価の方法

　第1章では、評価の目的について説明しました。**図1-1**（p.12）をもう一度復習しましょう。この目的を達成するためには、具体的にどのような方法で評価をすべきかを考えなくてはなりません。

　一般的に評価に用いられる方法には3つの種類があります（**表2-1**）。子どもの行動観察、子どもへの（標準化された）検査の施行、保護者との面談です。それぞれの詳細な内容については後述します（子どもの行動観察は第3章、子どもに対する検査は第4章、保護者との面談は第5章で説明します）。ここでは、それぞれの方法の特徴について説明します。

表2-1　評価の方法

① 子どもの行動観察
② 標準化された検査の施行
③ 保護者との面談

1）子どもの行動観察

　行動観察では、子どもに負担をかけることなく子どもの言語や発達についての情報を得なくてはいけません。一般的には、いくつかの遊具を置いた言語室で自由に子どもが遊べる状況を設定します。そこでは、子どもと保護者が遊ぶ様子を観察することもありますし、言語聴覚士が子どもと遊びながら発達の状況を把握することもあります。子どもと保護者が遊んでいる場面を言語聴覚士が観察するのであれば、その場で記録できます。しかし、言語聴覚士が子どもと遊ぶのであれば、遊びながら記録できませんので、別の言語聴覚士に依頼するか、ビデオでその場面を録画します。ビデオ録画は保護者との振り返りにも使うことができますので、初回と3ヵ月後や半年後など定期的に録画できるとよいでしょう。ただし、録画してもよいか必ず本人と保護者に確認をとるようにします。さらに、録画したデータの保管など個人情報保護には万全の体制を整えておきます（**図2-1**）。

　行動観察で大切なことが3つあります。

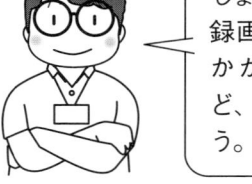

評価場面を録画しようと考えているときは保護者の同意を得てからにしましょう。
録画したデータは、鍵のかかる棚に保管するなど、管理も徹底しましょう。

図2-1　評価場面の録画での注意事項

①行動に焦点を当てる

　行動とは、他者から観察可能な事項についてです。観察者である言語聴覚士が何を見て、何が聞こえたか、ということを対象にします。子どもの気持ちや性格など目に見えないものは行動観察の対象にはなりません。「子どもが悲しい気持ちになった。」という書き方ではなく、「おもちゃを取られて泣いていたので、悲しい気持ちになったのだろうと推測される。」ということになります。観察では、観察された事実と推測を明確に分けることが大切です（**図2-2**）。

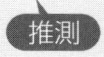

図2-2　行動を記述すること

②行動―認知―脳の関係性について考える

　行動（特に問題行動）は気になるものですが、その行動のみに目を向けていては解決しないことが多いです。様々な心理検査を通して子どもの認知特性について理解することができます。さらに、高次脳機能障害の講義でも学習した通り、認知特性はある脳領域と関連があります。行動―認知―脳の関係性を考慮しながら、行動観察することが大切です。ただし、この行動―認知―脳の関係性は非常に複雑なものでもあります（**図2-3**）。

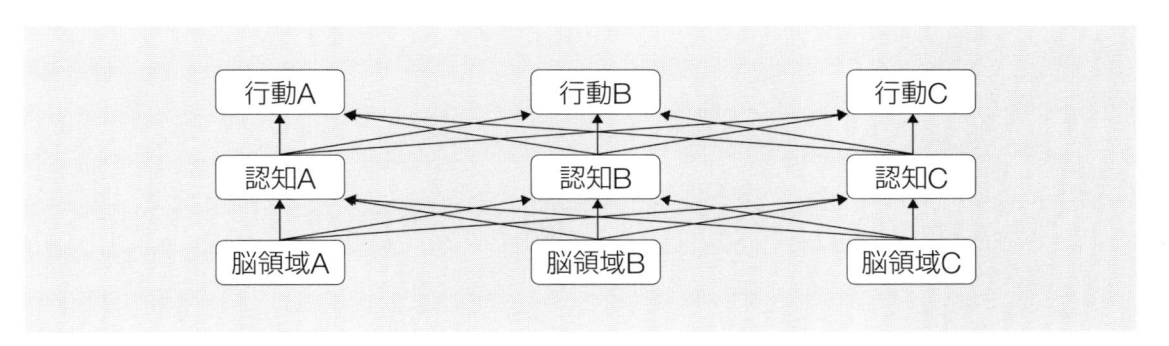

図2-3　行動―認知―脳の関係図

③行動は一連の流れの中で起きる

　子どもに何らかの問題行動（もしくは誉めるべき行動でも構いませんが）があるとして、その行動が単独で起こることはありません。つまり、そのターゲットとなる行動だけを見ていても問題解決にはつながらないのです。その行動が起こる文脈（前後関係や背景）の把握が必要です。ここで参考にできるのが、オペラント条件付けの考えを土台にした応用行動分析学の手法です。

　応用行動分析学では、ターゲットとなる行動の前提となる先行事象、行動の後にある後続事象の一連の流れを分析の範囲と考えます。これを行動のABCと呼んでいます（**図2-4**）。

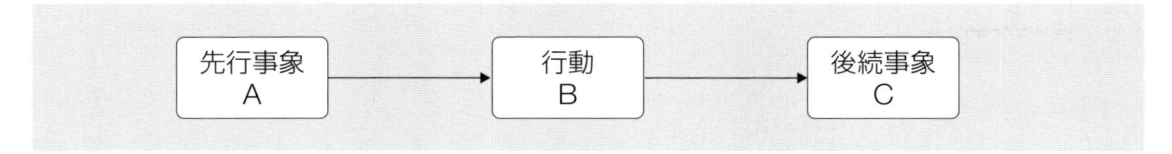

図2-4 行動のABC

例えば、スーパーで「買って〜」と駄々をこねて泣き叫ぶ子どもがいるとします。これが「B」にあたりますが、この行動は単独で起こるものではありません。「A」としては「スーパーに欲しいお菓子のコーナーがある」ということでしょうし、「C」としては「根負けして大人が買ってあげる」ということになります。子どもがお菓子コーナーを見つけたから泣くわけであって、お菓子コーナーがなければ何も言わなかったかもしれません。また、以前泣いたときに大人がお菓子を買ってくれたので、それを覚えていて、泣くことでお菓子を手に入れようとしているのかもしれません（**図2-5**）。

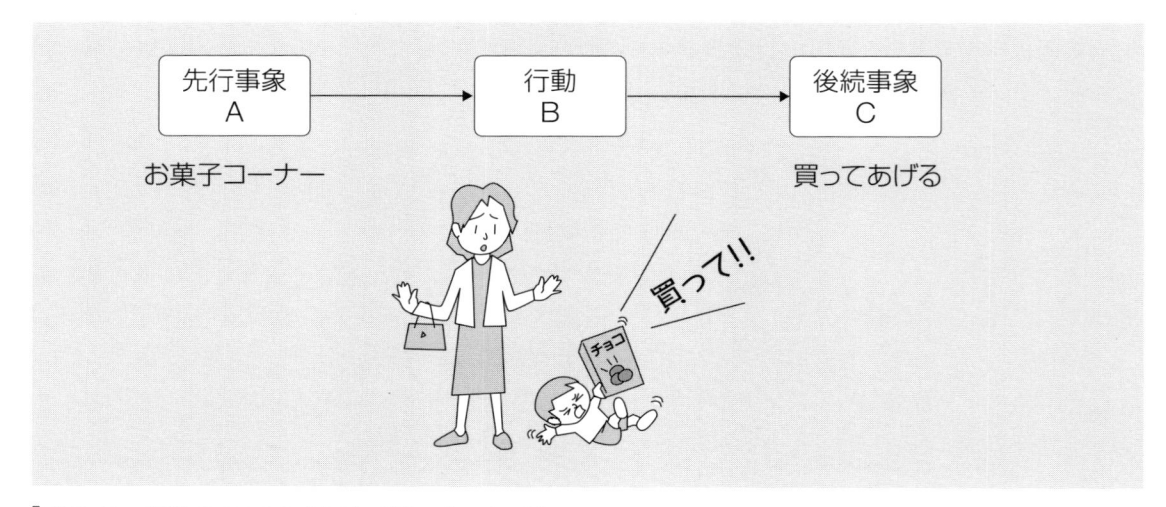

図2-5 行動のABCから見た「駄々をこねる」

このような行動のABCという一連の流れを考えながら観察することが大切です。

この一連の流れを考えることは、問題行動の治療に役立ちます。先ほどの例では、駄々をこねるという問題行動を減らしたいわけですが、「泣いてはいけません」と注意しても子どもは泣き続けます。根本的な原因は先行事象や後続事象なわけですから、重要な点は、先行事象や後続事象に働きかけることです。ただし、スーパーからお菓子も撤去してもらうことは非現実的です。つまり、「買ってあげる」という報酬を絶対に与えないということが大切になります。この行動のABCの考え方は、言語訓練にも応用できます。子どもの問題行動（たとえば訓練中に離席する）には必ず原因があります。問題行動を無理やりに止めることが指導ではありません。問題行動の原因を探るために、行動観察は非常に重要です。

2) 子どもに対する検査

　言語聴覚士が用いる検査は多種多様ですが、やみくもに検査を行うものではありません。検査の目的は以下の3点に集約されます（**表2-2**）。

①対象児の発達の程度を知る

　対象児の言語発達が、生活年齢と比べて（同年齢の定型発達の子どもたちと比べて）遅れがあるのかを明らかにすることができます。さらに、発達年齢や発達指数などを算出することができますので、児の発達の状況について数値的なわかりやすい指標を用いて確認することができます。また、言語聴覚士だけでなく、心理士や学校教員などとも共有しやすい情報となります。

②対象児の長所と短所を知る

　検査を使用することで子どもの長所や短所について知ることができます。例えば、知能検査では知能構造についてのモデルを考案し、そのモデルに基づいた検査項目で構成されています。つまり、日常的な行動ではなく、知能の因子や認知機能としてどういう長所や短所があるのかを知ることができます。**図2-1**に示したような問題行動の根底にある認知について理解できるということです。しかし、認知と行動の関係は複雑です。検査での様子を通して、日常生活の様子をどれくらいイメージできるのかが大切なことです。検査結果と日常生活の様子を照合し、関連付けることで、評価・診断といえます。

③診断の補助とする（検査だけで診断はできない）

　検査は評価・診断にとって必要な項目でありますが、検査だけで評価・診断を行うことは大変危険な行為で、誤診につながります。検査は標準化された物差しではありますが、子どもの能力や状態のほんの一部しか測定できていないということをSTは肝に銘じることが重要です。行動観察・検査・保護者との面談をとおして評価・診断することを忘れないでください。

3) 保護者との面談

　行動観察と検査だけでは診断に対する情報としては不十分です。その理由は、たった1回の行動観察と検査だけで子どもの全体像を把握することはできないからです。多くのケースで評価での様子と日常生活との間に乖離が認められます（**表2-3**）。

　もし、評価のときと日常生活での乖離を認めたとすれば、その点は評価において丁寧に考察すべきポイントといえます。家庭や保育園での様子や困っていることなどについて聞き取ります。

表2-2　検査の目的

①　対象児の発達の程度を知る
②　対象児の長所と短所を知る
③　診断の補助とする

表2-3　評価場面と日常生活の乖離

①評価のときはできたし、日常生活でもできる
②評価のときはできなかったが、日常生活ではできる
③評価のときはできたが、日常生活ではできない
④評価のときはできなかったし、日常生活でもできない

しかし、保護者との面談の目的は、単に情報収集だけではありません。保護者の子どもに対する思い、子どもの障害に対する思いなどを傾聴し、信頼関係を構築することも重要です。

2. 診断の方法

1）クリティカルシンキング

　言語聴覚士は、子どもの行動観察・直接的な検査・保護者との面談などを行い評価することを通して、言語病理学的な診断を行います。学生や臨床家になったばかりの言語聴覚士にとっては難しい作業に思えるかもしれません。それは、診断をすることは難しいと<u>思っていることを認識している</u>からだと考えられます。このことを内省とかメタ認知と言いますが、診断を考えるうえではとても大事なことです。もし、診断することが難しいと感じているならば、次にすることは、「なぜ私は難しいと感じているのか」について考えることです。学生のときに教員や実習指導者に「どうして、そのような診断をつけることにしましたか？」と問われたことがあるかもしれません。この問いの目的は、診断を行った学生（評価者）がどう考えたのか思考のプロセスを言葉にすることを通して、評価者の思考のクセや偏りを意識化させることにあります。つまりは、評価者のメタ認知を働かせようという意図があります（**図2-6**）。

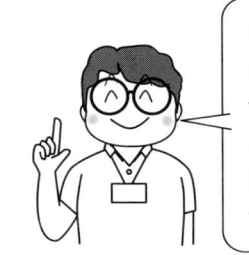

なぜそのように考えたのかを振り返る習慣を身につけましょう。そうすることで、自分の考え方の悪い癖や偏った見方に気がつくよ。

┃図2-6　クリティカルシンキングの重要性

　診断を行う上での思考プロセスとしてクリティカルシンキング（批判的思考）という概念を紹介します。医療業界では看護教育の中でクリティカルシンキングが導入されています。これは、言語聴覚士にとっても有用な概念で、近年ではASHAにおいても言語聴覚教育の中でのクリティカルシンキングの重要性が指摘されています（Finnら, 2016）。

　クリティカルシンキングとは、単に他者を批判することではありません。判断を留保してじっくり考えること（反省的思考）がクリティカルシンキングです。さらに、自分の考えはあくまでもたくさんある視点の一つに過ぎないということを認識すること（知的謙遜）も重要とされています（楠見・道田, 2015）。つまり、診断についていえば、Aという診断をいったん仮説として留め置き、本当にそれでよいのか謙虚な心で再考することです。

　そこで、クリティカルシンキングについての3部分モデル構造について説明します（**図2-7**を参照ください）。クリティカルシンキングとは、自動的処理による直観的思考（タイプ1）をコントロールするタイプ2の処理と考えることができます（楠見・道田, 2015）。メタ認知的な内省的精神が直観的な自動的精神を抑制し、論理的なアルゴリズム精神が働けるようにし、問題解決に導かれます。診断学を学ぶ学生は、メタ認知によってバイアスや先入観のような自動的な思考を抑制し論理的に考える

ことができるようになることを目標にします（**図2-8**）。

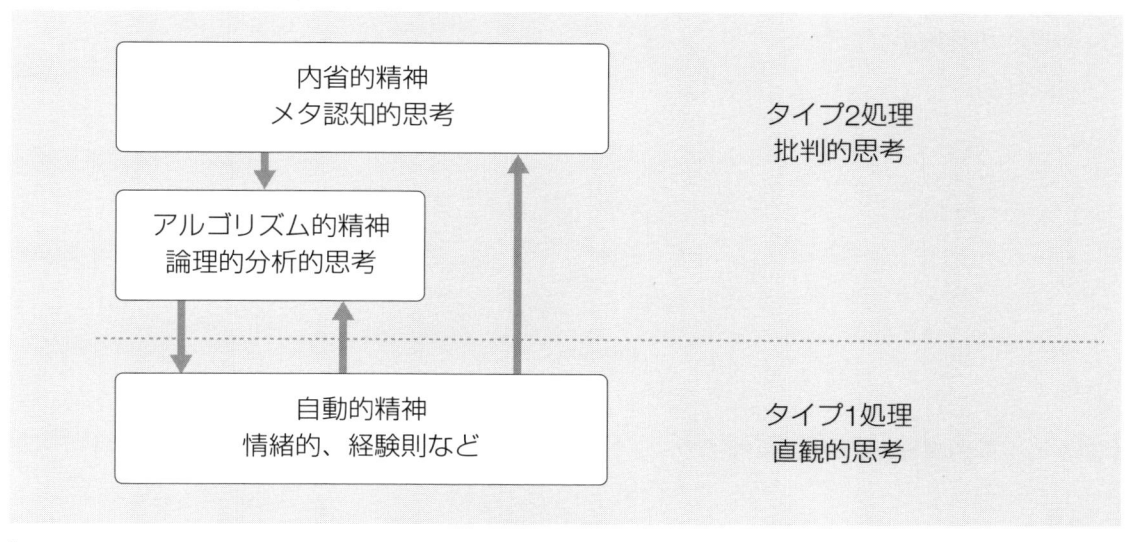

┃図2-7　クリティカルシンキングの3部分モデル構造

内省的精神
メタ認知的思考

タイプ2処理
批判的思考

アルゴリズム的精神
論理的分析的思考

自動的精神
情緒的、経験則など

タイプ1処理
直観的思考

　子どもの診断において学生から質問されることがあります。この子どもは障害があるのか、それとも正常範囲で個人差のレベルなのか、どちらなのでしょうか、というものです。すぐに答えが知りたくて「で、結局のところ診断は？」と言いたいかもしれません。そこで、クリティカルシンキングが必要なのです。即座に結論に飛びつくのではなく、判断を留保してじっくり考えることです。学生は診断することが難しいのではなく、診断するためにあれこれ考える（クリティカルシンキング）ことが苦手なのかもしれません。じっくり考えることは真実に近づくために大切な道のりなのです（**図2-9**）。

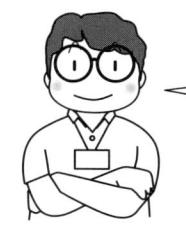

メタ認知を働かせることで、偏見や先入観を取り除き論理的に診断できるようになります。

┃図2-8　クリティカルシンキングを意識した診断

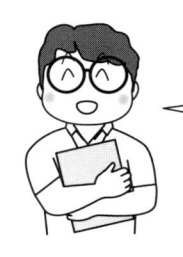

診断には十分時間をかけても大丈夫。
分からないときほど留保する勇気を持ちましょう。

┃図2-9　留保することの大切さ

　さて、クリティカルシンキングをできない人はどのような特徴があるのでしょうか。たいていの場合、柔軟性に欠け、あいまいさを受け入れることができません。子どもの発達については、「一概に言えない」ことが多いものです。そして、この一概に言えないというところが学生にとっての難しさなのかもしれません。また、診断の確定のために単純な一直線の思考になりがちなところがあります。「Aという症状ならBという診断」という単純な判断に陥りがちです。無意識のうちの自分に都合の良い情報ばかり収集しているのかもしれません。自分が無意識のうちにバイアスのかかった考え方をしていたり、俗説や先入観に惑わされて、深い洞

察ができていないのかもしれません。

2）診断への思考のプロセス

　Finnら（2016）は、言語聴覚士教育においてのクリティカルシンキングのモデルを提唱しています（**図2-10**）。

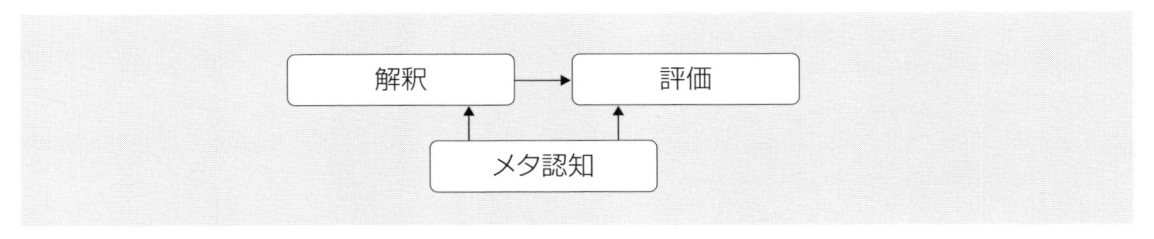

┃ 図2-10　言語聴覚士教育においてのクリティカルシンキングのモデル (Finn, 2016)

①解釈

　言語聴覚士は診断のために必要な情報を収集し、その情報について解釈を加えます。結果の羅列ではなく、その結果から何が言えるのかを考えます。学生にとって、何らかの解釈をできると一歩前進でしょう。しかし、教員や実習指導者に「考察が甘い」とか「もう少し考えてみよう」と言われた経験があるかもしれません。それは、この次の段階の思考が行えていないからかもしれません。

②評価

　この段階では、上記の解釈が適切であるのかについて評価します。つまり、診断仮説はどのような根拠に基づいているのか、その根拠は理にかなっているのかについて考えます。そして、その診断の根拠は十分信頼できるものか、また根拠として妥当なものか、という点について判断します。

③メタ認知

　この段階では、言語聴覚士は自分の思考プロセスについて振り返ります。自分はこのケースについてどのくらい理解できているのだろうか？　自分自身のバイアスや思い込みが考察に紛れ込んでないだろうか？　もっと適切な診断や方針があって、そのためにはもっと違う考え方をしたほうが良いのだろうか？　などについて内省をすることです。

　そこで、クリティカルシンキングを用いて診断をすることによって、診断の質がどのように向上してくかHall（2018）を基に紹介します（**表2-4**）。

表2-4　クリティカルシンキングの発達段階：言語聴覚診断を通して（Hall, 2018）

言語病理学のシナリオ：

　Amarantha Smitは2歳6ヵ月の健康な女の子です。言語聴覚の評価依頼がありました。母親は、子どもが吃音かもしれないことを心配しています。母親の訴えによると、子どもの発話の特徴として、複数音節の繰り返し（例えば、if – if – if – if –if）や不完全な音節の繰り返し（例えば、ca – ca- ca- can）が時折みられるとのことです。こういう発話があったとき、Amaは自分の発話に対して若干がっかりしているように見えると母親は報告しています。評価の場面では、子どもの発話から、母親の訴えにあるような言語障害に関するはっきりした行動は観察されませんでした。Amaの発話や言語は年齢相応でした。実際、彼女の言語能力は年齢よりも少し高いものでした。吃音やほかのコミュニケーション障害に関しての家族歴は報告されていません。

浅い考え方の人　「これは明らかに定型発達の範囲内の非流暢性を示すケースのようです。発話行動の中に一切吃音を観察していないので、母親が子どもの行動について心配しすぎて、誤った判断をしているのではないかと考えられます。吃音の家族歴がないことも、この結論を裏付けるものです。このケースは終了でよいのではないでしょうか。」

解釈	即座に最も分かりやすい診断に飛びつき、ほかの可能性を考えていません。
メタ認知	診断のプロセスにおいて誤診の可能性があることに気が付いていないようです。ほかの説明ができるかもしれないという可能性について認識できていないようです。
態度	この断定的な口調では、ほかの可能性を考えにくくなるのではないでしょうか。
スキル	この人の考えは反射的なもので、「教科書」に書かれている定型発達における非流暢性と一致する特徴だけを選んでいるのです。しかし、吃音の可能性がまだ残っていることを示唆するほかの事実を無視しています。

クリティカルシンキングの初学者　「Amaranthaは、健康な定型発達の子どもです。評価の中では明らかに吃音と考えられる言語は観察できませんでした。ですので、定型発達における非流暢性という可能性に傾いています。子どもの言語能力が年齢平均より高いという結果から考えると、発話に関する運動能力がこの子どもの高い言語能力に追いついていないのではないでしょうか。それでも、母親が言ったAmaの発話や彼女の自分の発話に対するリアクションのことは吃音の特徴でもあります。ですから、発達初期の小児吃音の可能性を除外するべきではないでしょう。このケースを終了する前に、家庭でのAmaの発話の録音をとってもらうことができるか母親に聞いてみましょう。」

解釈	ほかの診断の可能性について挙げられるような情報を付け加えようとしています。
メタ認知	ほかの診断の可能性を考慮していますが、それぞれの診断仮説に至る思考プロセスでは、最も可能性の高い診断は何かという結論を導くことができていません。
態度	教科書的な診断に飛びつくことをせず、ほかの可能性について考えが開かれています。
スキル	家庭での録音を提案することで、母親が吃音だと判断したことについて心を開き考えようとしています。

（次ページにつづく）

クリティカルシンキングの熟達者　「これは、発達性吃音かもしれない幼児についての母親からの訴えを基にした興味深いケースです。しかし、定型発達における非流暢性の可能性もあります。しかし、私自身吃音と考えられる特徴を観察できていませんので、いくつかの疑問が浮かびます。しかし、それは母親が正しくないということでは必ずしもありません。診断をする証拠がないということは、診断がつかないことの証拠だということではありません。吃音の発話行動は時や発話状況によってかなりの変動がありえます。さらに、母親は私よりもずっと子どもの行動を見ています。つまり、母親の心配を軽視するべきではありません。吃音が出た時にAmaranthaはがっかりしているようだったという母親の気持ちも考慮すべきです。発達初期の吃音だという仮説は十分根拠のあるものです。さらに、家族歴がないことや言語能力が年齢よりも高いこと、幼い女性であること、といった特徴があるので、この子どもは吃音からの自然治癒が期待できるかもしれません。6ヵ月後に再度来院するよう伝えましょう。そして、親に対しては、子どもの非流暢性に対しての反応の仕方についてはっきりと提案し、その期間までに症状の頻度や深刻さが増えたら連絡してほしいと伝えましょう。もし、子どもにまだ吃音が残っているようであれば、問題を説明し、確立されて根拠のある治療を行えるように準備しておきます。」

解釈	このケースについてほかの2人に比べて幅広く考えています。考えうる複数の可能性やその説に応じた重要ないくつもの根拠を挙げています。
メタ認知	この人は自分自身の思考のプロセスについて考えるという原則について理解しており、直接観察できる証拠が少ないことで偏った判断をしてしまうリスクについて認識しています。
態度	母親が正しいかもしれないという可能性に心を開く必要があることを認識し、まだ見ぬほかの症状について心を開いています。
スキル	呈示された様々な種類の証拠を慎重に検討しています。この人は、自分自身の中にある認知的なバイアスの可能性やこのシナリオにおいて偏った見方をすることでの影響について考慮しています。すべての可能性について考慮し、様々な支援方針やそれぞれの仮説を支持する根拠について考えています。

第3章
子どもの行動観察

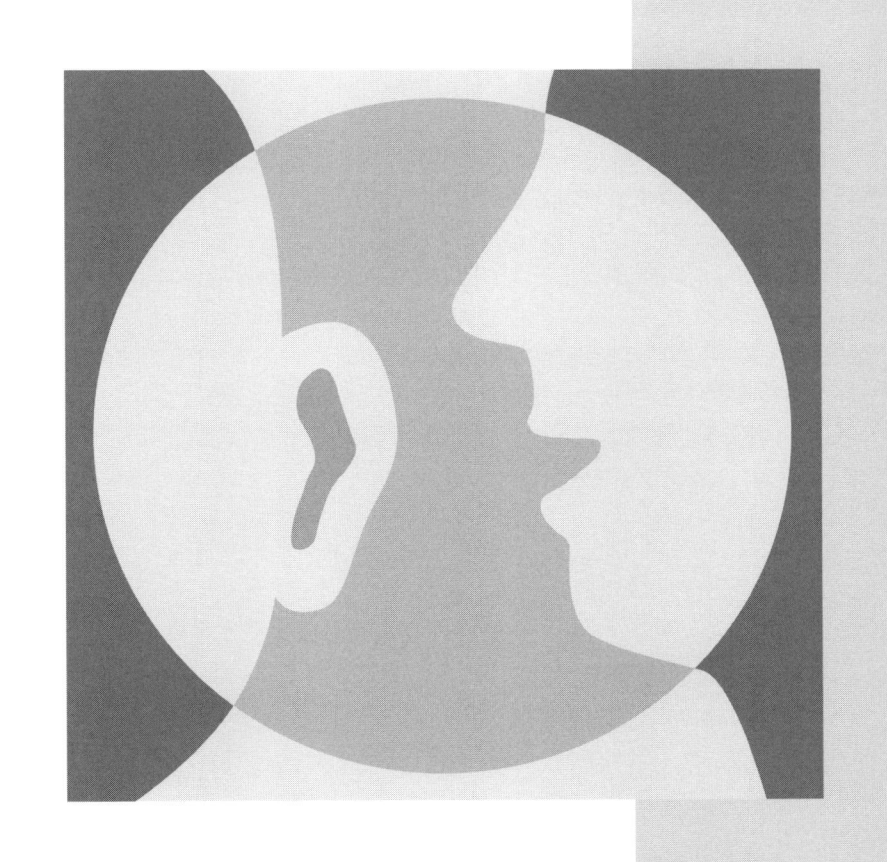

子どもの評価・診断において、行動観察は大変有効な方法です。行動観察は、自由な遊び場面での行動観察と標準化された検査場面の両方で行うことが望ましいと考えます。というのも、この2つの場面で子どもの行動は異なることが往々にしてあるからです。また、この2つの場面で行動が異なったとすれば、それは評価・診断のための有益な情報となります。

● 1. ファーストコンタクト

　言語聴覚士が対象となる子どもに初めて出会うのはたいていの場合待合室です。STが待合室に子どもとその保護者を呼びに行きますが、小児科のある施設であれば待合室にはプレイルームが設置されていることでしょう。その最初の出会いの場からすでに診断は始まっています。ファーストコンタクトにおいて、どのようなポイントを見ておくほうが良いのか説明します。

1）容姿からの情報

　容姿とは顔つきと姿、身だしなみも含みます。容姿の観察からある程度の年齢や身体的な問題点、容姿を整える能力などについての情報を得ることができます（**図3-1**）。

（1）特定の症候群による身体的特徴

　言語発達障害を呈する知的障害の場合、さまざまな症候群によるものも多いです。観察するのは、全身、四肢、体幹、頭頚部、手指、顔面についてです。発生頻度の高い症候群についてはその特徴をある程度覚えておく必要があります。

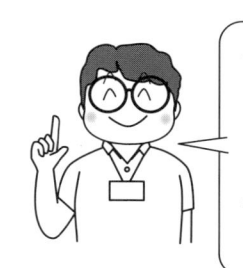

子どもの服装や身だしなみをじっくり観察しましょう。いろいろな情報が詰まっています。そこから考察できることもたくさんあります。

┃図3-1　服装や身だしなみの観察

（2）服装

　どのような服装であるのかも重要な情報となるかもしれません。その状況にふさわしい服装であるのかチェックしておきましょう。

　例えば、真冬であるのにTシャツ1枚であったり靴下を履いていない場合、何か問題があるのかもしれません。体温調節が苦手であるのかもしれませんし、セーターのようなチクチクした素材が接触することを嫌うのかもしれません。つまり、感覚異常や過敏傾向を示す情報かもしれないと心に留めておくことが必要です。

　また、非常に奇抜なファッションの子どももいます。それ自体は決して否定されるものではありません。その子ども（もしくは保護者）の自己主張なのだと思われます。ただし、親の主張と子どもの気持ちが合致しているのかは丁寧に観察しましょう。

（3）身だしなみはどうか

　幼児の場合、待合室での遊びに夢中になっていて服装が少し乱れていることはよくあることです。それだけで大きな問題とは言えないかもしれません。しかし、襟ぐりがよだれまみれであったりすると、

口唇閉鎖が苦手でよだれが出やすいとかシャツを噛むくせがあるなど特別な行動を観察することができるかもしれません。また、服装が乱れているときに保護者がどのような対応するのかもよく見ておきましょう。服装の乱れを気にする親も気にしない親もいます。服装の乱れを子どもに指摘する方法（親が身だしなみを整える、それとなく指摘する、叱責するなど）も親により異なりますので、注意深く観察しておきましょう。

　学童の場合、身だしなみを整えることができない場合は、より注意が必要です。身だしなみに気が回らないのかもしれませんし、不器用のため整えることができないのかもしれません。さらに、その子どもが身だしなみを整えられないことでクラスメイトがどのような反応をするのかも気になるところです。

2）待合室での行動

　待合室（もしくはプレイルーム）での行動が「その場にふさわしい行動をしていたか」という点に注目します（**図3-2**）。詳しくは、「遊び場面の行動観察」の項で説明します。

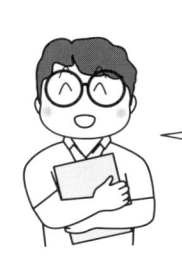

待合室に子どもを迎えに行く時からすでに行動観察は始まっています。
待合室に入る前に、何をチェックするのか頭の中にリストアップしておきましょう。

┃図3-2　待合室での行動観察

3）最初にあいさつした時の反応

　最初に、待合室で子どもの名前を呼びますが、その時の反応に注意しましょう。名前を呼んでも振り向かないことがあります。周囲がうるさくて単に聞こえなかっただけかもしれませんし、難聴があるのかもしれません。また呼名反応がないのは自閉症にはよく認められる行動です（**図3-3**）。

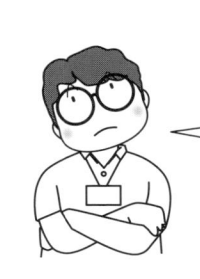

名前を呼んだけど返事がない・・・
周りがうるさくて聞こえなかった？
遊びに集中しているから？
それとも・・・・

┃図3-3　呼名への反応

　さらに、名前を呼びあいさつをします。そのとき、挨拶を返す子どももいますし、返さない子どももいます。挨拶を返さないことはよくあることですが、気が付いているのに挨拶しない子どもと気が付いていなくて挨拶しない子どもでは、その理由の考察は異なるでしょう。また、保護者とあいさつしているときの子どもの様子を見ておくことも大切です。保護者と言語聴覚士が話していると、子どもは興味深そうに観察していることが多いですが、全く興味を示さない子どももいます。遊びに過集中の状態かもしれませんし、他者への興味が薄いのかもしれません。言語聴覚士と保護者が親しそうに話していると、子どもの態度からSTへの不信感が消えていくこともあります（**図3-4**）。

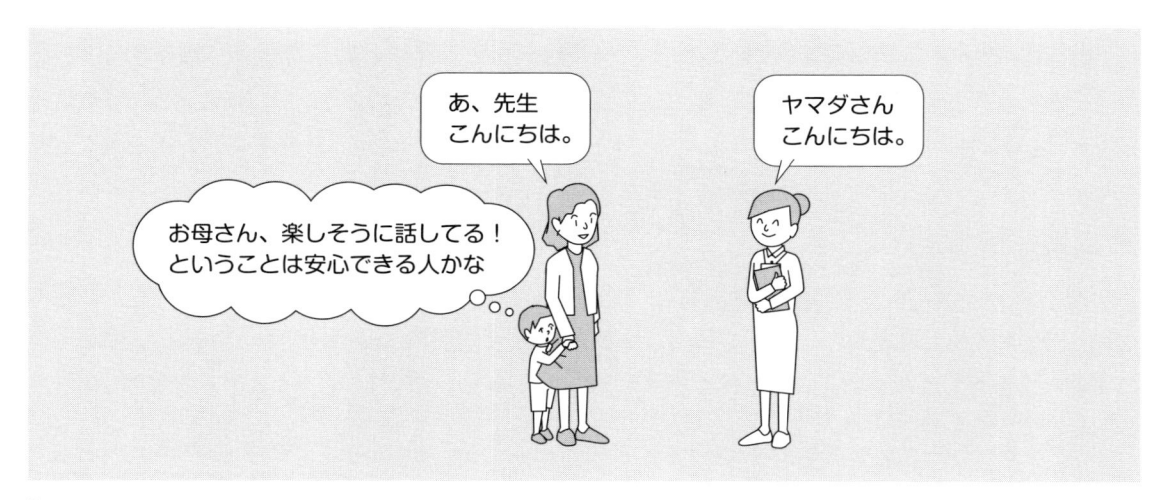

▍図3-4　親とSTのやりとりを観察する子ども

4）ST室への誘導

（1）遊びを終えること

　プレイルームからST室への誘導は多くの情報を得ることができます。まず、ST室へ行くということは、子どもの側からすると遊びを中断しなくてはなりません。遊びを終えることができない子どもがいますが、その時の交渉の仕方を観察します。ことばで交渉する子どももいますし、泣く・怒るなどの感情で表現する子ども、地団太を踏む・物を投げるなど行動で表現する子どももいます。また、あっさり交渉が終了する子どももいますし、交渉が長引く子どももいます。この場面は日常的な子どものコミュニケーション能力を評価できる場面と言えます（**図3-5**）。

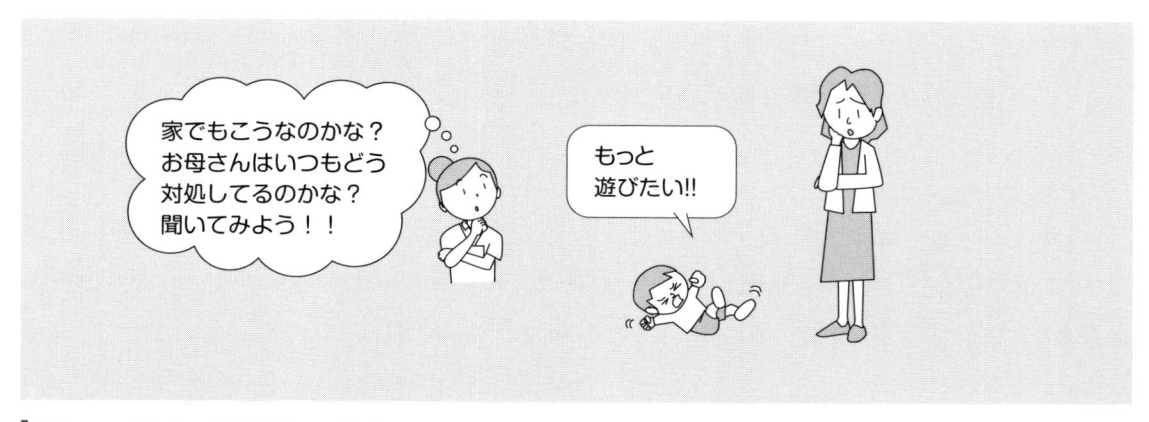

▍図3-5　遊びの終了場面の観察

（2）玩具の片づけ

　遊びを中断して玩具を片付けることができるか、また片付け方も見ておきます。集中が続かない子どもでは最後まで片付けられないかもしれませんし、不器用な子どもでは雑な片付け方になるかもしれません。

（3）ST室への移動

　玩具を片付けた後、ST室まで移動します。歩行や階段の昇降などの様子から粗大運動の発達についても確認できます（**表3-1**）。また、廊下を歩きながら壁に貼られたポスターやごみ箱、非常ベルなどが気になってなかなかST室へたどり着くことができない子どももいます。この場合、注意集中の問題があるかもしれません。

表3-1　階段昇降と発達年齢

1歳〜	片手を持つと階段を昇ることができる
1歳3月〜	片手を持つと階段を降りることができる
1歳6月〜	手すりをもって階段を昇降できる
2歳〜	最後の1段をジャンプして降りる
2歳6月〜	交互に足を出して階段を昇降する

● 2. 遊び場面の行動観察

1）全般的な観察

　遊び場面の行動観察のポイントは、場面・状況に合った行動をしているか、ということです。基本的には場面に合った行動であれば問題はないでしょう。定型発達の子どもであっても初めての場所であればいろいろなものに興味を持つでしょうし、時には大人の許可なく玩具に触り始めることもあります。このような子どもは、目的を持った行動が多く、暦年齢に合った能力を示す行動をとることができます。つまり、遊び時間中にたった1回大人の許可なく玩具に触ることは問題ではありません。遊び時間中に、そのような行動が頻出することが問題です。

（1）注意

①注意に関する観察ポイント

　まず、全般的な観察事項としては、注意集中の状況を観察しておきましょう。注意の観察ポイントとしては、対象となる子どもの以下の行動と、同年齢の定型発達の子どもの行動を比較することです（**表3-2**）。

表3-2　注意に関する観察項目

①すぐに気が散る、 1つのことに集中し続けることが難しいか
②ある行動から他の行動への変化が唐突か
③落ち着きなくじっとしていることが難しいか

②注意集中の計測

　これらのポイントについて定量化していきます。「すぐに気が散る」ことに関してはある行為に集中している時間を計測します。

③刺激の内容と集中時間の計測

　子どもは本人が理解できる目新しい刺激に対して、注意が引き付けられることが良くあります。刺激の内容と集中時間の関係について分析します。刺激内容と集中時間の関係性は、訓練プランを考えるうえで重要なヒントが隠されているものです。

（2）遊び場面に合わない行動の例

　遊び場面の状況に合わない行動について、以下の表に例を挙げます（**表3-3**を参照）。このような行動が観察された場合、記録しておくとともに、なぜそのような行動を行ったのかを考察することも大切です。

表3-3　場面にふさわしくない行動の例

1	多動
2	落ち着きのなさ
3	目的のない行動が頻回にある
4	パターン的な行動
5	変化・変更への拒否
6	大声を出す行動
7	泣く
8	逃避
9	応答量の急な変化

　ただ、上記のような行動は観察されず、一見大人のルールに従って遊んでいる子どもでも、いわゆる「過剰適応」の状態で本当の自分の気持ちを抑制していることがあります。保護者と子どもの関係性を注意深く観察する必要があります。つまり、子どもが少しでも何かしようとしたら保護者が叱責したりコントロールしようとしているかもしれません。ですから、保護者の行動も観察しましょう。（これは、3）（2）p.49 〜で説明します。）

2）子どもとモノとの関係

　子どもとモノ（玩具）との関係を観察することを通して、子どもの認知能力や想像性、言語や状況の理解の程度、巧緻性の発達について推測することができます。

（1）モノ

　食物、物、玩具、道具、機械的なものなどのことです。

（2）観察のポイント

　モノへの注目・接近、接触、保持、移動、破壊、操作、使用などの行動について観察します。

（3）モノへの注目・接近

　モノに注意を向け、そのモノに近づこうとする行動を観察します。観察は「興味を示した対象物」と「興味を示すきっかけ」という2つの項目についてです。詳細は**表3-4**の通りです。

表3-4　モノへの注目の行動観察ポイント

興味を示した対象物について
どのようなものに興味を示したか 対象物でどのように遊んだか
興味を示すきっかけについて
子どもが自発的に注目することができたか、受け身だったか 子どもが自発的にモノに近づいたか、他者に依頼したか

（4）モノの遊び方（操作・使い方）

　まず、どのようなものに興味を持ったかに注目しましょう。言語訓練室にはいろいろな種類の玩具を揃えておくことが望ましいです。いろいろな種類というのは、遊びの発達段階に偏りなく、ということです。遊びの発達段階は、2つの観点から評価できます。それは、「遊び内容」に関する分析と「社会的相互交渉（人とのやりとり）」に関する分析です。それぞれの観点での発達の様子を**図3-6**と**図3-7**に示します。

　さらに、玩具の使い方ですが、以下の2点に注意しましょう（**表3-5**）。ひとつは「**本来の用途で使うことができたか**」ということです。例えば、電話の玩具で遊ぶときに、電話本来の用途（「もしもし」と言い耳に当てる、数字を押す、保護者に渡すなどの行動）で使用しているかを観察します。電話を投げる、受話器を太鼓のばちのように扱い机をたたいて音を鳴らす、といった遊びは本来の用途とは言えません。音が鳴って楽しいという感覚遊びの段階と考えられます。（電話の数字を押す

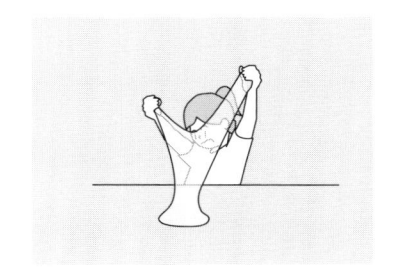

感覚遊び
視覚・触覚・固有覚など感覚を働かせて遊ぶこと

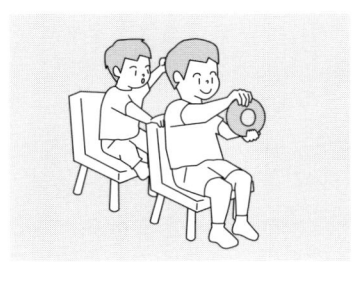

ふり遊び
目の前にないものをあるかのようにして遊ぶこと

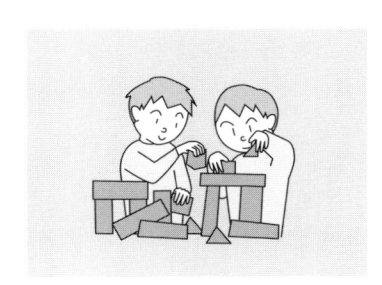

構成遊び
その道具だけを使って並べたり重ねたりして何かを作る

図3-6　遊び内容から分類した遊び

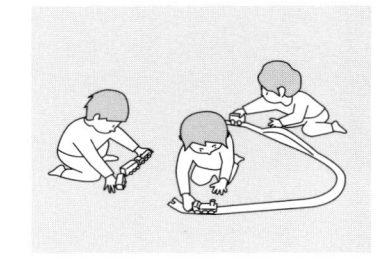
並行遊び
場は共有するが、遊び内容は異なる。あまりやり取りはない

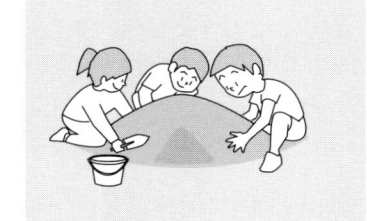
連合遊び
みんなで同じもので遊ぶ。好きなようにするが交渉はある

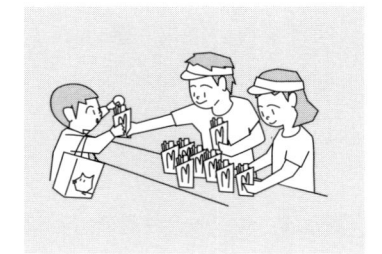
協同遊び
役割やルールを明確に決めて遊ぶ

| 図3-7　社会的相互交渉から分類した遊び

という行動は本来の目的ですが、その行動ばかりに執着していて、それ以外の行動がない場合、これもやはり感覚遊びの段階と考えられます。）同様に、ミニカーの玩具で遊ぶとき、走らせて遊ぶのではなく、一列に並べて遊ぶ、タイヤの部分に関心を向けてタイヤをくるくる回して遊ぶといった行動も視覚的な楽しさを満たしているものかもしれません。（一列に並べることやタイヤに興味を持つことはそれ自体問題ではありません。その行動、遊び方しかしないということが問題と考えられます（**図3-8**）。年齢の高い子どもであれば、ゲーム性のある玩具においてそのルールに従った遊び方をできるかについて観察します。

| 表3-5　玩具の使い方に関する観察項目

①本来の用途で使っているか
②見立てて使っているか

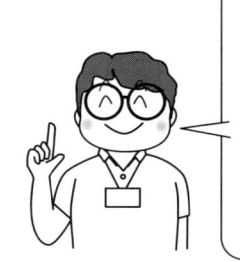

玩具を用途に合った使い方をしていなくても、正しい使い方もできるようであれば問題ありません。用途に合わない使い方しかできなかったら気になるところです。

| 図3-8　用途に合わない遊び方とその頻度

　次に、「**見立てて使うことができたか**」ということです。見立て遊びは言語発達や想像性の発達にとって重要な遊びと考えられています。つまり、見立て遊びを行わないということは、概念や想像性の発達に何らかの問題を持っている可能性が考えられます。

（5）その他の気になる行動

　モノの使い方に関連して、気になる行為がいくつかあります。

①**特定の物への執着**

　特定の時間帯もしくは常時特定の物を離さず持っているか接触している、またはそばに置いているという行動を観察します。特定の人形をぼろぼろになっても肌身離さず持っている子どももいます。ここでは、その行動が他者から見て許容できる範囲か否かということがポイントです。（許容できないからといって、その行動を止めさせるべきということではありません。）中には、背後に何らかの心

理的不安などが推測されることもあります。

②破壊行動

遊び場面でモノに八つ当たりしたり、破壊する行動のことです。評価や訓練場面では破壊行動がなくても家庭や保育園ではあるかもしれませんので、聞き取りが必要なこともあります。また、遊びの一環として破壊することもよくあります。例えば、積木を高く積んで、そのあとわざと壊して遊ぶようなことです。また乳児であれば絵本を渡すと破ることもあります。年齢と遊び内容の両面から評価する必要があります。さらに、訓練の経過の中で攻撃性を表出できなかった子どもができるようになったとしたら、それは行動の改善かもしれません。負の感情や情動を蓄積していた証拠と言える場合もあります。

3) 子どもと人との関係

子どもと人（遊び相手）との関係についても観察することが大切です。この時の観察の注意点は、子どもの行動と大人（保護者）の行動の2側面から評価することです（**図3-9**）。

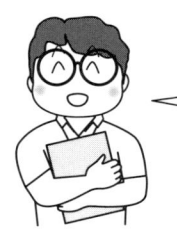

子どもの行動だけでなく、保護者（大人）の行動もしっかり観察しましょう。遊びは子どもと大人の相互作用なのです。

図3-9　子どもと人との関係の行動観察ポイント

①他者への働きかけの頻度

働きかけの頻度（回数）について定量化することができます。頻度を観察する働きかけの種類について、**表3-6**に例を示します。

子どもの場合、本人から他者への働きかけは、相手によって働きかけの回数が異なります。本人が安心できたり、楽しいと思える人物であると、働きかけの頻度が高くなります。

気をつける点としては、大人側からの働きかけでは、働きかけがない場合は自由な行動を許可している場合だけでなく、無視や子ども本人を拒否している場合もあります。相互関係では、働きかけが多いということは活発なやりとりが行われているのですが、ゆったりしたやり取りではない可能性もあります。つまり、頻度だけではなく、質的な分析も必要となりますので、観察場面での言語聴覚士

表3-6　玩具の使い方に関する観察項目

1　働きかけ：　多い　極端に少ない　ない
2　人の違いによる働きかけの頻度の違い
3　大人側からの働きかけの頻度
・働きかけがない
・自由な行動を許可している
・無視
・当該本人に対する拒否
4　相互関係：　互いの働きかけの頻度

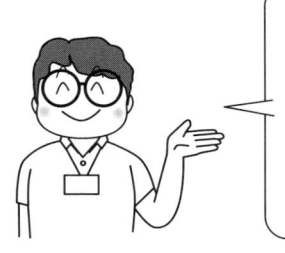

他者への働きかけは回数が多ければ良いというものでもありません。印象として、温かみのあるやり取りだったかなども大切な視点です。

図3-10　頻度の観察の注意事項

のもった印象も大切にしてください（**図3-10**）。

②相手に与えた効果（結果）

その行動が相手にどのような結果をもたらしたかについて観察します。これはp.32**図2-4**で述べた通り、行動のA-B-Cに基づいて行動を観察すると、子どもの行動の理由を知ることができます。

③態度

子どもの保護者に対する態度について観察します。保護者へ働きかけのない子どもと保護者へ働きかける子どもがいますので、この2つを区別して観察することが大切です。観察のポイントは**表3-7**の通りです。

（1）子どもの大人への行動

①対人関係の問題としての評価

自閉症研究において、対人関係の質的な障害を把握するために、ウィングとグールドは、孤立・受け身、積極奇異の3つのタイプに分類しました。これは、言語発達障害児の対人行動を理解するためにも有用な分類方法と言えます。

表3-7　保護者に対する態度の観察項目

1　保護者への働きかけがない場合
・一人でいるのを好むか ・保護者を拒否しているか
2　保護者への働きかけがある場合
・安心した行動か ・保護者の態度や表情を常に気にするか ・びくびくした態度か

「孤立タイプ」の子どもは、人との交渉をほとんど持たないタイプです。児から他者に働きかけることはほとんどありませんし、他者からの働きかけに対してもほとんど反応を示すことがありません。

「受け身タイプ」の子どもは、他者からの働きかけを淡々と受け入れるのですが、児から他者に働きかけることはほとんどありません。指示理解は良好なので大人からすると一見育てやすい子どもに見られますが、自分の意見を表明したり困っていることを相手に伝えることができなかったりします。

「積極奇異タイプ」の子どもは、だれかれ構わず他者と関係を持とうとするタイプです。このタイプの児は一見社交的に見えますが、適切な対人距離を保つことや他者から嫌がられていることなどを推測することが苦手です。

児から大人への働きかけ、大人から児への働きかけを観察することで、子どもが望ましい対人関係を築けているのか、孤立・受け身・積極奇異といった独特な対人関係を持つのかを把握することができます。それぞれのタイプの行動ポイントをまとめると**表3-8**のようになります。

表3-8　特異的な対人関係の3タイプ

	孤立型	受け身型	積極奇異型
児から他者への働きかけ	ない	少ない	不特定多数に関わろうとする
他者から児への働きかけ	反応しない	嫌なことも受け入れる	従いにくい

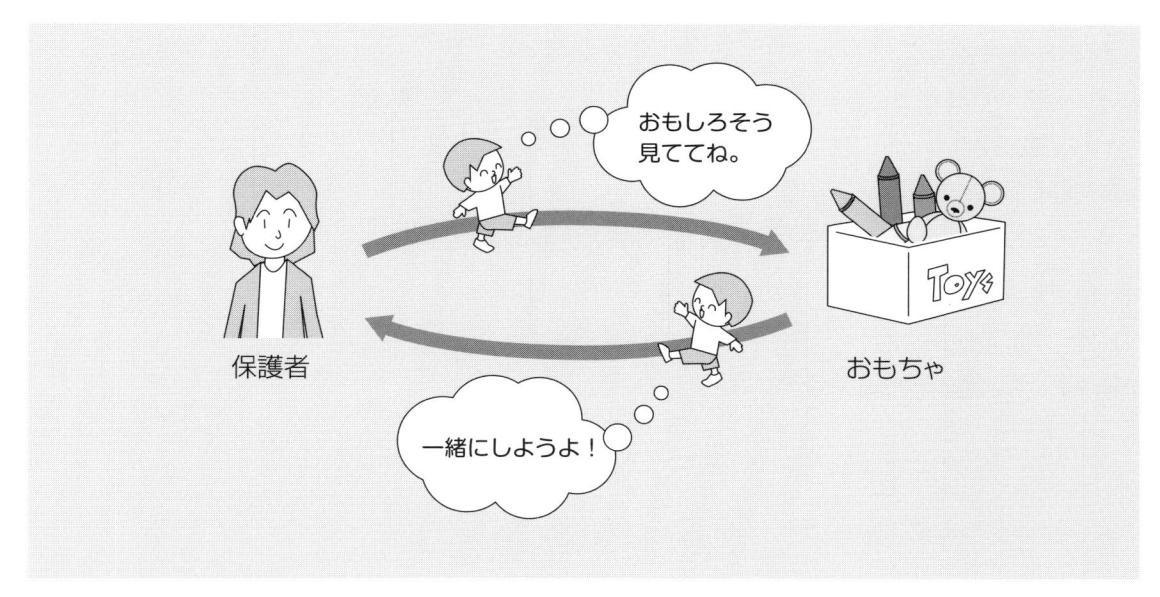

図3-11　愛着形成の行動観察

②愛着形成の問題としての評価

　ただし、ここで注意しておきたいことは、子どもと人との関係は対人関係の問題だけで評価できないことがあります。独特に見える対人関係は、愛着の問題かもしれないからです。

　他者への働きかけには階層性があります。子どもの場合、最も身近で安心できる人物（家族、特に母親であることが多い）に最初に働きかけます。そして徐々に親しさが少ない人物に働きかけを拡大していきます。つまり、様々な他者と関係を持とうとしている児に対しては、親に対して愛着を形成できているのかどうかを注意深く観察する必要があります。遊び場面の行動観察から子どもの愛着形成を評価するためにはCircle of Security（COS）の考え方が非常に有用です。COSによると、子どもは養育者と玩具の間を行ったり来たりしています。保護者は子どもにとっての安全基地のようなものです。感情が満たされ探索の意欲が出ると、安全基地である親元を離れ、玩具のもとに向かいます。何かしてほしいことや守ってほしいと感じた時は養育者のもとにやってきます（Woodhouseら, 2018）。子どもが保護者と玩具の間を「輪っか（circle）」のように行ったり来たりできるかをよく観察しましょう。また、保護者が子どもの「輪っか（circle）」を理解し、子どもの気持ちを推測できているのかをよく観察しましょう（**図3-11**）。例えば、子どもが玩具のほうに向かっているときは子どもが「おもしろそう。見ててね」と思っていることを保護者は推測できているでしょうか。保護者の中には「なにをやっているんだろう」とか「私の元を離れるなんて、私のことなんか嫌いなんだ」と思う保護者がいるかもしれません。また、保護者のもとに駆け寄ってくるこどもは「一緒に遊ぼうよ」と思っているのかもしれませんが、「なんで私のところに来るの」と戸惑う保護者がいるかもしれません。

（2）大人の子どもへの行動

　大人から子どもへの働きかけとして、特に注目するポイントは以下のようなものが含まれます。

①指示、強制、要求

しつけという観点以外での指示などのことです。さらに、どのようなタイミングで発せられるかについても観察しましょう。

②手助け

手助けにはいくつかのパターンがあります。**表3-9**に大人から子どもへの手助けのタイプを分類しています。観察している保護者がどのような手助けをしているのか見極めましょう。

表3-9　大人から子どもへの手助けの3タイプ

1	親が子どもの行動を待ち、必要な部分のみの手助けであるか
2	親が先回りしているか
3	結果の達成のみを目的とした手助けであるのか

③行動の規制

親の「・・でなくてはならない」という行動規範を基にした働きかけのことで、日常生活で習慣的に行われているものです。以下に統制的な発話の例を挙げます（**表3-10**）。

表3-10　統制的な大人のことばかけ例

1	・・・でなければならない
2	・・・すべきだ
3	・・・しなさい
4	・・・してはいけない
5	早く・・・しなさい
6	いつまで・・・しているの
7	もっと・・・しなくてはだめでしょう
8	・・・ではなく、こうでしょう

④ほめる

子どもをほめることは子育ての中で大切なことですが、ほめている親の態度にも関心を向けましょう。高崎（2018）は、人が他者をほめる行動について、4つの態度に分類しました（**表3-11**）。

ほめている人とほめられている人の間で「ほめ」に対して異なる捉え方をしていると、両者にずれが生じ、必ずしもほめることが効果的でなくなることがあります。

表3-11　大人の褒めに対する態度（高崎, 2018）

1	承認重視	相手に自信を持たせ成長させる働きかけだと考えて用いる
2	基準重視	結果が一定の基準に達したことを伝えるために用いる
3	用い方重視	相手の行動をコントロールするために用いる
4	表出躊躇	ほめるという行動に対して自信がないので、ほめることを躊躇う

（3）大人と子どもの相互のやり取り

　子どもと大人が遊んでいるときに、どのようなコミュニケーションややりとりが行われているのかについて観察します。このときの観察ポイントについては、INREAL法によるコミュニケーションの原則（竹田・里見, 1994）がとても参考になります（**表3-12**参照）。コミュニケーションとは子どもと大人の相互のやり取りを通して成立するものです。コミュニケーションの不全は、言語障害のある子どもの一方的な問題ということではなく、大人の側の工夫も大切な要素となります。大人が子供を尊重し、子どもの発達レベルに合わせた言葉かけをすることで、コミュニケーションは改善すると考えられています。

表3-12　INREAL法によるコミュニケーションの原則（竹田・里見, 1994）

1	子どもの発達レベルに合わせる
2	会話や遊びの主導権を子どもに持たせる
3	相手が始められるよう、待ち時間をとる
4	子どものリズムに合わせる
5	ターンテーキング（やりとり）を行う
6	会話や遊びを共有し、コミュニケーションを楽しむ

● 3. 言語行動の観察

1）言語理解

　行動観察を通して、子どもの言語理解がどの程度であるのかについて評価します。理解の程度は、単語の理解、語連鎖の理解、文法の理解などについて観察します。また、単語の理解が困難な場合、ジェスチャーの理解や状況の理解ができているのかについて観察します（**表3-13**）。

表3-13　言語理解の程度

カテゴリー	例
状況	大人が車のカギを持つと外出することを理解する
ジェスチャー	バイバイ、ちょうだいなどのジェスチャー
単語	事物名称、身体部位、動作語、形容詞、色名、数
語連鎖	2語連鎖、3語連鎖
文法	助詞、疑問詞、受動態、助動詞

2）言語表出

言語表出能力の発達について、発話されたスピーチサンプルから評価します。表出の段階としては、喃語、ジェスチャー、幼児語、単語、文があります。文は2語文から文法的に複雑な文、さらに談話のような内容的にまとまりのある語りへと発展していきます。

また、特徴的な言語表出があればチェックしておきましょう。以下のようなポイントに注目するとよいでしょう。

（1）表出能力の発達について

①表出能力

喃語、ジェスチャー、幼児語、単語、文、複雑な文章など、どの単位での表出が可能であるのか。

（2）単語の表出について

①単語

表出されている語いについて観察します。品詞やカテゴリーによる表出の偏りがあるのか。

②ワードパーシャル

単語の一部のみの発話（「くるま」のことを[ma]と言う。）が認められるのか。

③喚語困難

ターゲットとなる語の喚語に困難さを示す様子が認められるか。また、喚語困難のため、用途の説明など迂言が認められるか。

④過拡張

ある単語を大人の使用法に比べて広い範囲に適用して使用するか。例えば、猫、豚、馬など4足歩行の動物をすべて「犬」ということ。

⑤語の厳密な使用

辞書的な定義にあわせた厳密な使用をするか。例えば、「昨日、新幹線のぞみ700Aの128号でおでかけした。」などということ。

⑥代名詞

内容的に不適切と感じられる代名詞の使用をするか。例えば、「これ」と「あれ」の使い方が不適切であるか。

⑦自他の関係性に関する単語

「行く―来る」、「いってらっしゃい―いってきます」、「あげる―もらう」のような話し手の立場によって使用する単語を適切に使えるか。

（3）文の表出について

①発話量

一定の時間内にどれくらいの量の発話があったか。多弁であったとか寡黙であったとかについて観察します。

②文の長さ

どの程度の長さで発話しているのか。短い文をいくつもつなげて話すのか、一つの長文で話すのか。

③助詞の使用

助詞を使った文章であるか。また、適切な助詞を用いており、助詞の誤用を認めないか。

④プロソディ

文の発話における抑揚やリズムが適切か。単調な一本調子の発話や不自然な抑揚がないか。

⑤流暢性

発話に滞りやよどみがなく、なめらかであるか。

3) 構音

目標としている音韻の表出が適切にできているのかを観察します。

(1) 構音の誤り方

①置換

ある音が他の音に置き換わって構音されているもの。ここでいうほかの音とは日本語の音韻体系にある音のことを言います。たとえば、「さかな」を[takana]と構音することです。

②省略

語音の音素が省略されて母音部分のみになっているもの。たとえば、「はっぱ」を[appa]と構音することです。

> 注意）置換や省略は、正常な構音発達の中でもある時期には観察されるので、障害といえるのかは慎重に判断する必要があります。

③歪み

日本語の語音として表記できない音に歪んでいるもの。様々な理由によって歪みが生じるが、その中でも子音操作が正常と異なるために生じた歪み音のことを異常構音といいます。

④音形の誤り

音としては構音できるが、特定の単語において音を誤ること。正常な発達にも見られるが、通常は4歳過ぎには見られなくなります。通常、音形の誤りは機能性構音障害には含めません。音形の誤りとは、子音の位置が入れ替わる**転置**（例えば、エレベーターのことを[ebere:ta:]と言うこと）、前後の子音と同じ音に置き換わる**同化**（例えば、エレベーターのことを[erere:ta:]と言うこと）、あるモーラが抜け落ちる**脱落**（例えば、アイスクリームのことを[aikuri:mu]と言うこと）、その単語には本来ない音が付け足される**付加**（例えば、さくらんぼのことを[sakuraɴboɴ]と言うこと）があります。

(2) 構音器官の観察

構音に誤りがある場合、中には構音器官の形態や機能の異常を認めることもあるので、構音器官

の観察は重要な項目です（**表3-14**）。

表3-14　構音器官の形態・機能の観察項目例（竹下, 2012）

器官	形態	機能
口唇	接触 対称性 不随意運動の有無	開閉 突出 口角を引く
歯	欠損・過剰 歯列 咬合	
舌	大きさ 対称性 舌小帯	挺出・後退 挺出後退の反復 舌先の動き（左右・挙上・下降・反転）
硬口蓋	対称性 高さ	
軟口蓋	対称性 長さ	[a:]発声時の動き

①口唇

　上下の口唇の接触（口唇閉鎖）や口唇の対称性、不随意運動の有無などについて観察します。

②歯

　欠損や過剰、歯列や咬合などについて観察します。

③舌

　舌の大きさ（長さや厚さ）や対称性、舌の動き、舌小帯短縮症の有無などについて観察します。

④硬口蓋

　硬口蓋の対称性や高さについて観察します。粘膜下口蓋裂の発見につながることがあります。

⑤軟口蓋

　軟口蓋の対称性や長さ、運動について観察します。粘膜下口蓋裂や先天性鼻咽腔閉鎖不全症の発見につながることがあります。

　粘膜下口蓋裂や先天性鼻咽腔閉鎖不全症の子どもたちの口腔は一見問題がないように見えます。構音の問題をきっかけに発見されることが多いので、丁寧に構音器官の観察を行いましょう。

第4章
子どもに対する検査

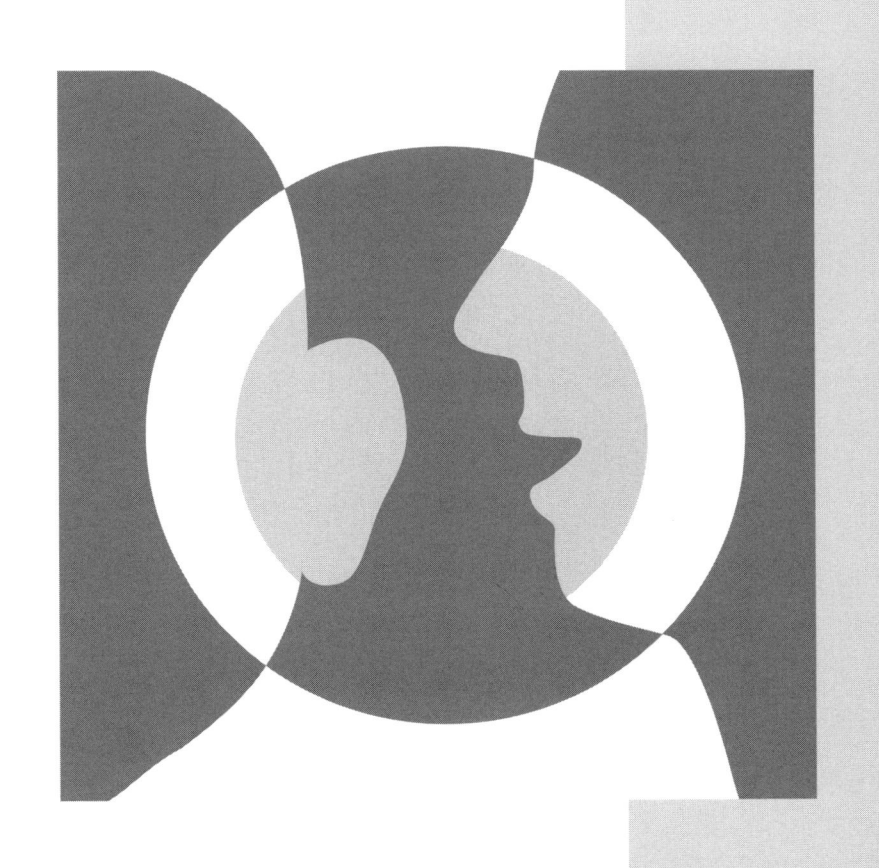

● 1. 検査の分類と目的

　第2章でも述べた通り、子どもの評価にとって標準化された検査を行うことはとても重要なことです。標準化された検査を行うことを通して、その子どもが同じ年齢の子どもと比べてどの程度発達が進んでいるのかもしくは遅れているのか（個人間差といいます）ということや、その子どもの中でどのような得意領域や苦手領域があるのか（個人内差といいます）ということについて明らかにしていきます（**表4-1**）。それぞれの検査には異なる特徴があり、検査者が知りたいと考えている子どもの能力を計測することのできる検査を適切に選択することが重要です。そのためには、各検査の特徴を把握しておくことが大切です。

┃ 表4-1　個人間差と個人内差

①	個人間差	ビネー式知能検査
②	個人内差	ウェクスラー式知能検査

　小児領域における検査の手順は**図4-1**のようになっています。特に初回評価の際などは、この手順に従って検査を行うことが多いのですが、中には検査に対して拒否的な態度の子どももいますし、養育者が子どもを検査されることに対して否定的であるかもしれません。つまりすべてのケースにおいて、この手順通りに行う必要はありません。子どもの様子や親のニーズなども考慮しながら臨機応変に進めていきましょう。

　子どもに対して行う検査について**表4-2**にまとめます。以下、これらの検査の詳細を説明します。それぞれの検査にはどのような特徴があるのか、つまり、<u>その検査を通して何を知ることができるのかをしっかり把握しておくことが大切です。つまり、何を知りたくてその検査を用いるのか、目的をはっきりさえたうえで施行しなくてはなりません。</u>

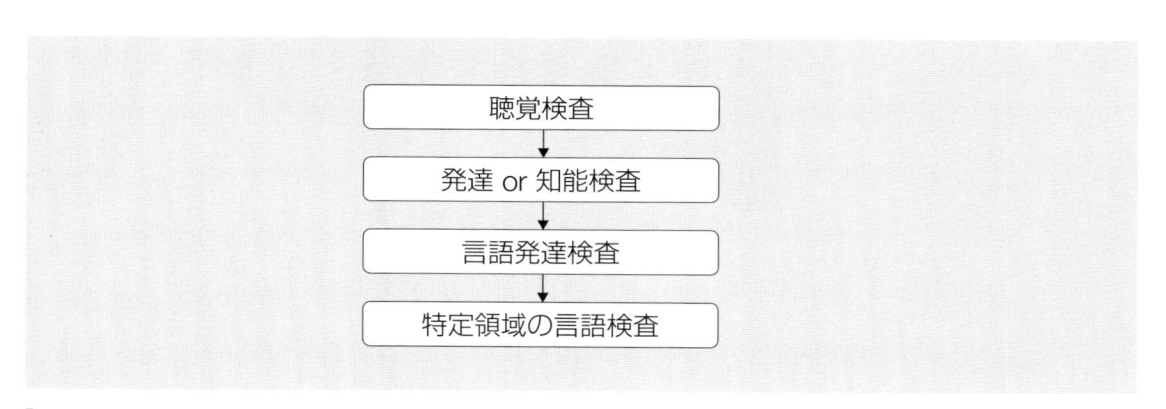

┃ 図4-1　検査の手順

表4-2　子どもに施行する主な検査

領域	検査名	年齢	分かること
聴覚検査	聴性行動反応聴力検査	乳児から	聴力
	条件詮索反応聴力検査	1歳前後から	
	ピープショウ検査	2歳くらいから	
	遊戯聴力検査	3歳以上	
発達検査	新版K式発達検査2001	生後100日から	発達の度合い
知能検査	田中ビネー知能検査V	2歳から	全般的な知能の発達 個人間差
	WISC-Ⅳ知能検査	5歳0ヵ月～16歳11ヵ月	知能の詳細 個人内差 得意と苦手について
	WPSSI-Ⅲ	2歳6ヵ月から7歳3ヵ月	
	KABC-Ⅱ	2歳6ヵ月～18歳11ヵ月	
	DN-CAS	5歳0ヵ月から17歳11ヵ月	
言語発達検査	国リハ式＜S-S法＞言語発達遅滞検査	0歳から6歳	言語発達の遅れ いくつかの言語領域の中での発達の度合いの違い
	LCスケール	乳児期から就学前	
	LCSA	小学1～4年	
特定領域の言語検査	絵画語彙発達検査	3歳0ヵ月から12歳3ヵ月	理解語彙
	抽象語理解力検査	幼児から成人	
	構文検査	3歳から7歳	文法発達
	質問―応答関係検査	2歳から就学前	会話能力
	新版構音検査	幼児から小学低学年	構音
	口蓋裂言語検査	幼児から	鼻咽腔閉鎖機能
	吃音検査	幼児から中学生	吃音
	改訂版標準読み書きスクリーニング検査	小学生	読み書き　RAN能力 計算

● 2. 聴覚検査

　言語発達の遅れが疑われる場合、まずは入力の問題（つまり、聴覚障害）をチェックしておくことが大切です。生後すぐに新生児聴覚スクリーニングによって検出される障害もありますが、その時には気づかれないような障害もありますので、聴覚に問題がないのか明らかにしておくことは必須の検査項目といえます。

　成人に施行する聴力検査といえば、まずは純音聴力検査を思い浮かべるでしょう。純音聴力検査は子どもが検査に対して協力的であることやある程度の集中時間が必要となるため、乳幼児には不向きです。一般的に、純音聴力検査は知的な障害のない5歳以上の子どもを対象とすることが多く、それよりも年齢の小さな子どもには、純音聴力検査とは異なる別の検査を行うことになります。そこで、一般的な言語臨床で使われる乳幼児を対象とした聴覚検査について紹介します。純音聴力検査は

音刺激に対して聞こえたらボタンを押すという手順で進められますが、乳幼児に対する聴覚検査の多くは呈示された音刺激に対してどのような行動（もしくは反射）があったかを観察します。そのため、子どもに対する観察眼が必要とされますので、観察眼に自信のない新人の頃は経験豊かなSTと一緒に検査を行う、複数のSTと確認しながら行うなどの工夫をしましょう。

1）聴性行動反応聴力検査（BOA）

　防音室または静かな部屋で、子どもの視界に入らないところから何らかの物音（新生児用オージメータ、玩具や楽器、音声など）を呈示し、そのときの子どもの反応（音のしたほうを振り向く、びっくりして泣く、など）を観察します。この方法は子どもが検査の意図を理解できなくても行うことができるので、乳児の時期から可能な方法です。一般的に、乳児の場合は、養育者に抱っこされた状態で、幼児の場合は遊びながら行われます（図4-2）。

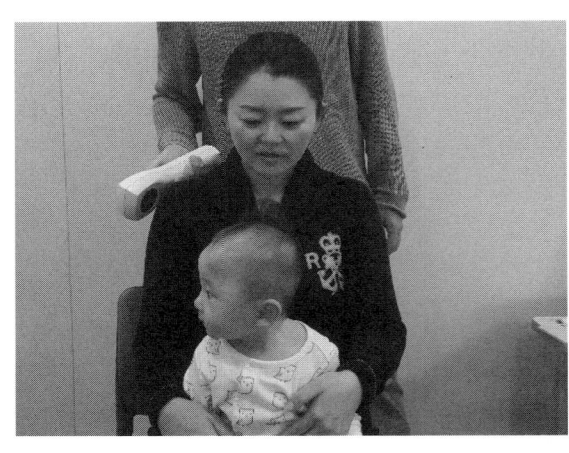

┃図4-2　新生児用オージメータによる6ヵ月児のBOAの様子

　しかし、呈示される音の材料によって子どもの反応が異なるので、正確性に欠けるという難点があります。また、何回も音を呈示すると慣れてくるので反応しなくなったり、遊びに没頭しすぎると音に反応しないこともありますので、手際よく行う必要があります。また、自閉症児では呈示される音の種類によって反応がばらつくことがありますので注意が必要です。

2）条件詮索反応聴力検査（COR）

　1歳前後になると可能な検査と考えられています。検査の装置としては、左右対称の位置に置かれたスピーカーと玩具（ぬいぐるみなど）から成ります。スピーカーから音が呈示されたときに玩具がライトで照らされる仕組みになっており、子どもは音が聞こえると玩具のほうを見るようになります。この条件付けができたころに、音の強さを変化させていき、聴力を計測します（図4-3）。

　この方法は玩具に対する興味の持続時間が限られている子どもに対して、長時間行うこと

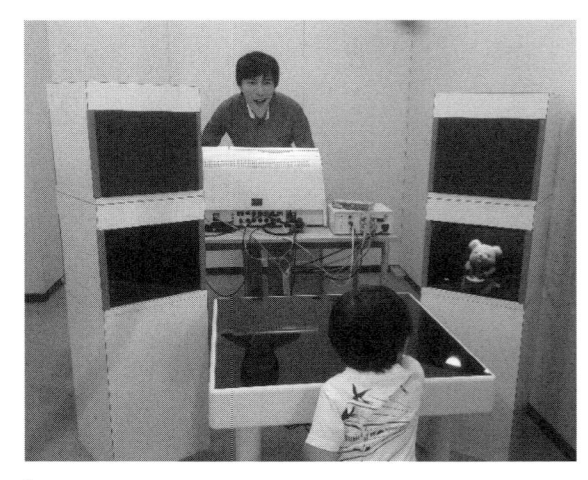

┃図4-3　CORの様子

は難しいかもしれません。その場合、会話音域とされる500〜2,000Hzを検査音とするなどの工夫が必要です。

3) ピープショウ検査

2歳くらいから行うことができると考えられています。この検査は、音が呈示されている間、子どもがスイッチを押すとのぞき窓から中の玩具が見えるという仕掛けになっています。最初に、子どもが聞こえるであろう強い音を呈示し、聞こえたらスイッチを押すことで玩具が見えることを理解させます。この条件付けができたら、音の強さを変えていき、閾値の計測を行います（**図4-4**）。

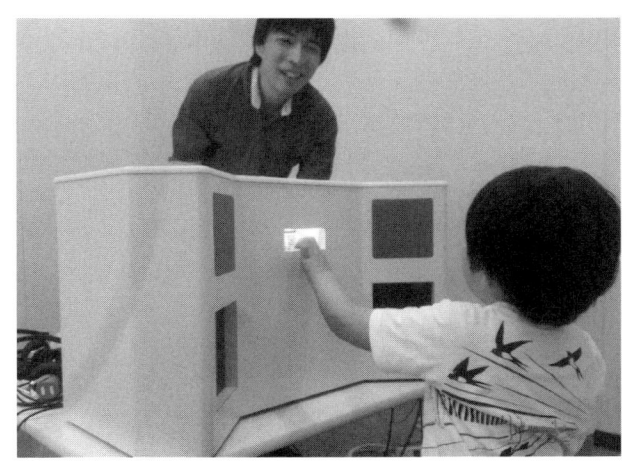

┃図4-4　ピープショウテストの様子

この検査では、子どもはのぞき窓の中を見ようとしてスイッチを押したがりますが、音が呈示されていないときには箱の中のライトが付かないので玩具を見ることはできないということを子どもに気付かせることが必要になります。

4) 遊戯聴力検査

3歳以上の幼児には適応となる方法です。この方法では、子どもは、音が聞こえると玩具の球を動かす、ペグを挿す、といった遊びで条件付けを行います。遊びの内容は子どもの興味や集中時間に合わせてタイミングよく変化をつけていくとある程度長い時間の検査も可能となります。受話器を装着することで一側耳ごとの閾値を計測できます。

● 3. 発達検査

発達検査は、0歳児から使えるものが多く、言語の発達に限定せず、身体運動・認知・社会性といった子どもの幅広い発達について明らかにしたいときに使えます。検査の種類は、養育者に対して行う質問紙法と子どもに直接行う検査に大別されます。質問紙法としては、「乳幼児精神発達質問紙」、「遠城寺式乳幼児分析的発達検査法」などがありますが、これらの検査については第5章「保護者との面接」で詳しく紹介します。子どもに直接行う検査としては新版K式発達検査2001があります。

1) 新版K式発達検査2001

この検査は、生後100日から成人までが適用範囲で、30分程度の所要時間です。1951年に京都

市児童院で開発・標準化されたもので、何度かの改訂があり現在は新版K式発達検査2001が使用されています。子どもにとって遊びと感じられるような課題で構成されており、子どもの自発的で自然な行動を観察できるように工夫がされています（**図4-5**）。

　検査で計測することのできる項目は、姿勢・運動領域、認知・適応領域、言語・社会領域の3つで、それぞれの領域の発達年齢と発達指数を算出できます。つまり、言語の遅れがあるのかだけではなく、運動や認知の問題も明らかにできます。

　さらに、K式発達検査の大きな特徴は、検査課題を行う順番が決まっていないという点です。検査者は子どもが持っている力を十分発揮できるように、子どもの興味や集中の程度などに応じて課題の順番を自由に組み立てられます。例えば、言語発達に遅れがあり言語課題に苦手意識がある子どもの場合は認知課題から始めて、ところどころに言語課題を挟むようにします。そうすることで、子どもが楽しみながら検査に取り組めます。裏返すと、子どもの表情をよく観察しながら、子どもの反応に応じて課題の順番をその都度変更していくことのできる臨機応変な態度が求められます。

　そして、単に課題に合格したかしなかったかだけではなく、取り組み方や子どもの反応（例えば、すぐに「わかりません」と言うか、粘り強く考えるか、できなかったときの情緒的な反応など）をすべて観察することが大切です。

● 4. 知能検査

　知能検査は、知能を客観的に数値化するために作られた道具のことで、言語発達に関係すると考えられている知的な能力に遅れが認められるのか、認知機能の発達にどのような特徴があるのかを知りたい時に使います。

　ところで、知能とは何かという定義については、共通した見解はなく、それぞれの検査によって異

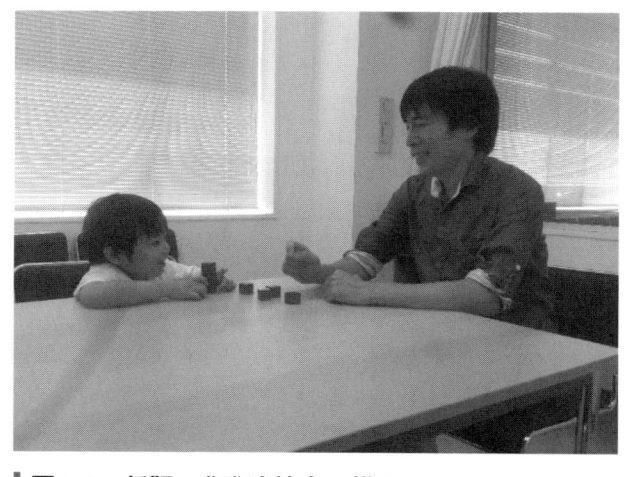

対面ではなく90度の位置に子どもと検査者が座ります。そうすることで、子どもに圧迫感を持たせないようにできます。

┃図4-5　新版K式発達検査の様子

なっています。知能を総括的にとらえる一般知能検査と、いくつかの特殊な知能因子の構造を計測できる診断知能検査に分類できます。

1）田中ビネー知能検査Ⅴ

ビネー式知能検査は、1905年にフランスにおいて世界で初めて開発された検査を源流とする最も歴史のある知能検査です。ビネー式知能検査はいわゆる一般知能を測定できる検査の代表といわれています。一般知能とは、知能はいろいろな能力を寄せ集めたものではなく、何か知的な活動をするためには様々な能力の基礎になるひとつの精神機能があるという考え方です。（これに対して、ウェクスラー式検査では知能にはいくつかの領域があると考えています。）

現在日本で使われているビネー式検査は田中ビネー知能検査Ⅴとよばれるもので、2003年に改訂されました。この検査の適用範囲は2歳から成人とされており、所要時間は年齢にもよりますが60分程度とされています。この検査では、精神年齢と知能指数を算出できます。言語発達が気になる子どもに対して、**その子どもが年齢から考えて知的な発達が遅れているのかといった全般的な基礎的能力を知りたい場合**に使うことが望ましい検査です。全般的な能力を調べたいというよりも、その子どもの能力の偏り（長所や短所）を調べたいときには診断知能検査を用いるほうが様々な情報を得ることができるでしょう。以下に挙げる2）から4）はよく使われる診断知能検査です。

2）WISC-Ⅳ知能検査

ウェクスラー式知能検査とは、アメリカの心理学者Wechslerにより開発された検査のことですが、年齢に応じて成人版のWAIS、児童版のWISC、幼児版のWPSSIがあります。

ウェクスラー式知能検査がビネー式知能検査と大きく異なる点は、個人の能力に影響を与える複数の認知能力を想定していることです。つまり、知能にはいくつかの領域があり、人によって領域ごとに発達の様子は異なると考えています。したがって、**子どもの知的な能力の中で、どのような点が得意で、またどのような点が不得意であるのかを明らかにしたいとき**は、ウェクスラー式知能検査を用いるとよいでしょう。

現在日本では2010年に改訂されたWISC-Ⅳが一般的に使われています。適用範囲は5歳0ヵ月〜16歳11ヵ月とされており、実施時間は概ね60〜90分程度です。WISC-Ⅳ知能検査は、全検査IQと4つの指標得点を算出できます。WISC-Ⅲでは言語性IQと動作性IQという指標を用いていましたが、WISC-Ⅳでは使われなくなりました。

WISC-Ⅳで使われている4つの指標得点とは、「言語理解指標」、「知覚推理指標」、「ワーキングメモリー指標」、「処理速度指標」になります（**図4-6**）。この4つの指標はいくつかの下位検査から構成されており、全部で15個の下位検査があります。15個の下位検査は10個の下位検査と5つの補助検査があり、10個の下位検査を行うことで、全検査IQを測定できます。詳細な知能の特徴を知りたいときは、全ての項目を施行するほうが良いでしょう。なお、臨床的な解釈に際しては、

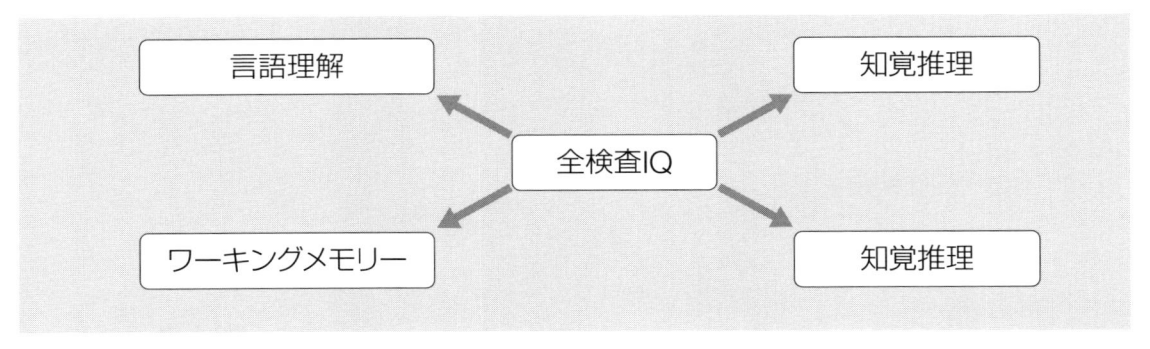

図4-6　WISCの知能モデル

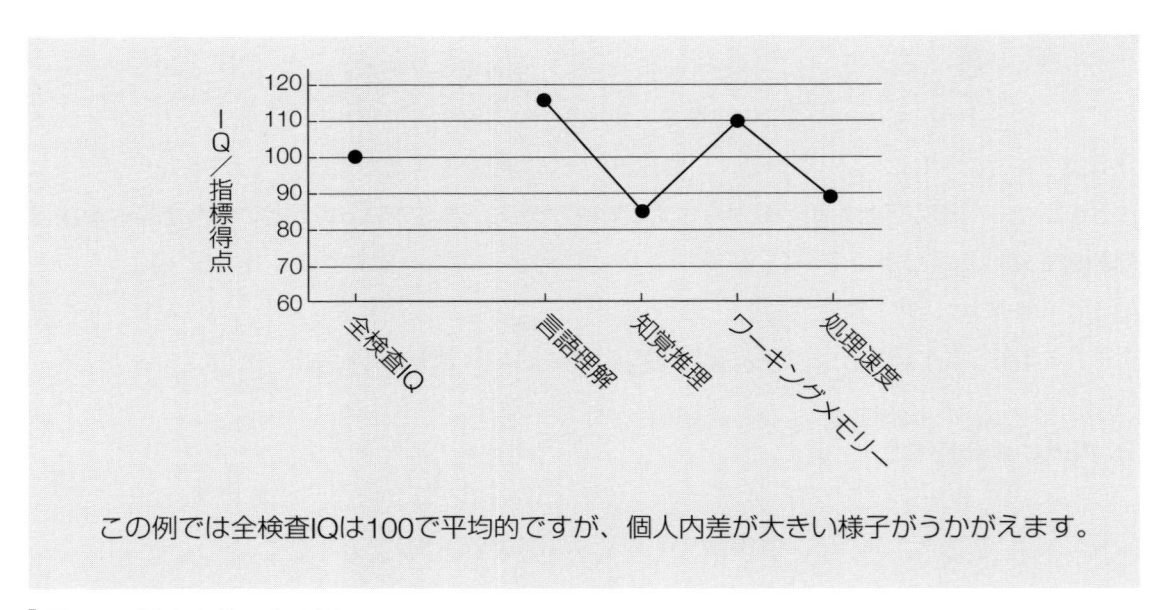

この例では全検査IQは100で平均的ですが、個人内差が大きい様子がうかがえます。

図4-7　個人内差のある例

WISC-Ⅲで使用された言語性IQと動作性IQの代わりとして、言語理解指標と知覚推理指標を用いています。個人内差のある結果の一例を**図4-7**に示します。

　WISC-Ⅳへの改訂は臨床的な有用性を高める目的もあり、知的障害や発達障害のある子どもたちへの臨床的妥当性のエビデンスが確認されています。そのため、我が国では最もよく使われている知能検査（特に学齢期において）なので、子どもの知能に関する情報について、言語聴覚士だけでなく心理士や学校教員との共通認識を図りやすい検査と言えます。

3）WPSSI-Ⅲ

　WPSSIとは、ウェクスラー式知能検査の幼児版のことをいいますが、2017年に改訂され、WPSSI-3となっています。適用年齢は、2歳6ヵ月から7歳3ヵ月となっており、WPPSIに比べて適用年齢は広くなっています。ちなみに、WPPSIは3歳10ヵ月から7歳1ヵ月までが適用年齢とされて

いました。先ほどの項で述べました通りWISC-Ⅳの適用年齢は5歳0ヵ月以上とされていますので、5歳0月から7歳3ヵ月の子どもに対しては、WPPSI-ⅢとWISC-Ⅳのどちらを使用しても良いことになっています。

　この検査はWISC-Ⅳと同じ目的で使うことが可能です。つまり、個人間差だけではなく、その子どもの知能に関する長所と短所を明らかにできますので、訓練プランの作成や保育所・幼稚園での支援に結び付けることができます。

　WPPSI-Ⅲの構成は、2歳6ヵ月から3歳11ヵ月の子どもに対して使用する課題と4歳0ヵ月から7歳3ヵ月の子どもに対して使用する課題の2部構成となっています。2歳6ヵ月から3歳11ヵ月の子ども用の課題は基本検査として4課題あり、全検査IQおよび言語理解指標と知覚推理指標を算出できます。さらに2つの課題で語彙総合得点を知ることができます。4歳0ヵ月から7歳3ヵ月の子ども用の課題では、基本検査として7課題あり、全検査IQおよび言語理解指標と知覚推理指標と処理速度指標を算出できます。さらに、低年齢児と同様に2つの課題で語彙総合得点を知ることができます。

4）KABC-Ⅱ

　K-ABCは、アメリカの心理学者カウフマン夫妻によって1983年に開発された新しい知能検査法で、2013年に改訂された日本語版K-ABC-Ⅱが現在は使われています。この検査の適用年齢は2歳6ヵ月〜18歳11ヵ月で、所要時間は年齢に応じて30〜120分とされています。

　KABC-ⅡもWISC同様に個人内差を調べるためには有用な検査ですが、大きな特徴としては認知尺度だけではなく、基礎学力も同時に計測できる点です。わが国で使用されている知能検査で学力を計測できる唯一の検査ですので、基礎学力と認知能力の関係を知りたいケースや学習上のつまずきを訴えているケースにふさわしい検査と言えるでしょう。

　K-ABCは「認知処理過程尺度」と「習得度尺度」から構成されており、脳の処理機能として認知能力と学習された基礎学力は別物であるという考えに立っています。ウェクスラー式知能検査では言語の問題があると全体的な知的能力が低くなるような傾向にあるので、この点をキャンセルすることでより本来の認知能力を計測できます。KABC-Ⅱは学習したこととは独立した認知能力を調べることができるという点にメリットがあります。この考えを発展させたKABC-Ⅱでは、まず「認知尺度」と「習得尺度」に大きく分けられますが、さらに認知尺度は「継次尺度」、「同時尺度」、「学習尺度」、「計画尺度」の4つから構成され、11個の下位検査項目があります。つづいて、習得尺度は「語彙尺度」、「読み尺度」、「書き尺度」、「算数尺度」の4つから構成され、9種類の下位検査を含んでいます。

5）DN-CAS認知評価システム

　DN-CASは、認知処理過程の考え方に基づいて、継次処理、同時処理の能力に加えて注意（選

択的注意）、プランニングといった前頭葉機能についての下位検査項目を有する認知機能検査です。このプランニング・注意・同時処理・継次処理のことを知能のPASS理論といい、DN-CASの中心的理論となっています。2007年に日本語版が開発されており、適用年齢は5歳0ヵ月から17歳11ヵ月で、所要時間は60〜90分程度とされています。この検査の特徴として、注意やプランニングについての評価ができるという点があげられますが、これらの項目はADHDやその傾向があると考えられる子どもの認知の特徴を明らかにすることに強みがあると考えられます。

　DN-CASは、プランニング・注意・同時処理・継次処理それぞれの領域に3個ずつの下位検査を含む合計12個の項目から構成されています。一般的には12個すべての項目を施行しますが、簡易版として8項目のみを行うという方法もあります。さらに、下位項目の得点だけではなく、「方略評価」という評価項目にも特徴があります。方略評価とは、どのようなやり方でその課題を解いたかについて検査者の観察や子どもによる報告によって明らかにすることです（**図4-8**）。

　検査項目は成人の高次脳機能障害の検査で見かける内容も含んでいるので、成人領域をメインターゲットにしている臨床家の方にはなじみがあるかもしれません。一方、ほかの小児向けの検査とは異なり遊び的な要素は少ないところが特徴です。

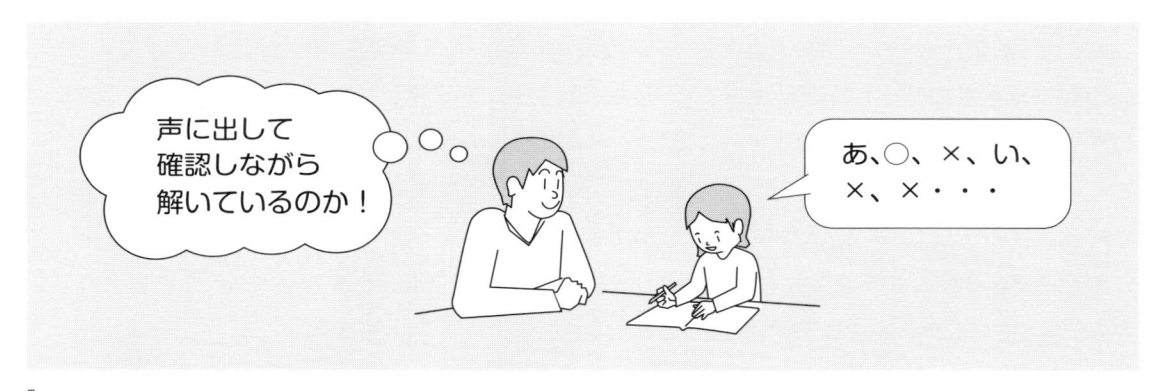

図4-8　方略評価の例

5. 言語発達検査

　言語発達は、知能検査や発達検査の言語に関する項目を行うことでも評価できますが、言語発達に特化した検査を行うことで有用な情報を得ることができます。言語発達検査は、言語の諸側面を網羅的に調べることのできる全般的な言語発達検査と、言語に関する特定の領域のみを調べることのできる検査に分類されます。この項では、全般的な言語発達検査について説明します。特定の領域を調べる検査については次項で述べます。

1) 国リハ式＜S-S法＞言語発達遅滞検査

　この検査は、言語発達の状況を段階的に知ることのできる検査で、言語発達遅滞をいくつかのタ

イプに分類できることや、検査結果を直接的に訓練プランに生かすことができます。未就学の幼児に適用される検査で、実施時間は30分程度とされています。

　＜S-S法＞は言語行動の3側面を想定しており、この3つの領域が言語発達遅滞児の支援における中心課題と考えています。言語行動の3側面とは、「基礎的プロセス」、「記号形式―指示内容関係」、「コミュニケーション態度」のことです（**図4-9**）。記号形式―指示内容関係の発達については言語理解面と言語表出面に関して詳細な段階が示されており、おおよそ0歳から6歳までの言語発達に相当しています（**図4-10**）。事物の基礎概念の段階は前言語期の段階に相当しますが、一般的な知能検査ではこの時期の言語発達については評価することが困難であることが多いです。つまり、ほかの検査では評価しにくい言語発達の初期段階の子どもの評価をもできるという点がこの検査の特

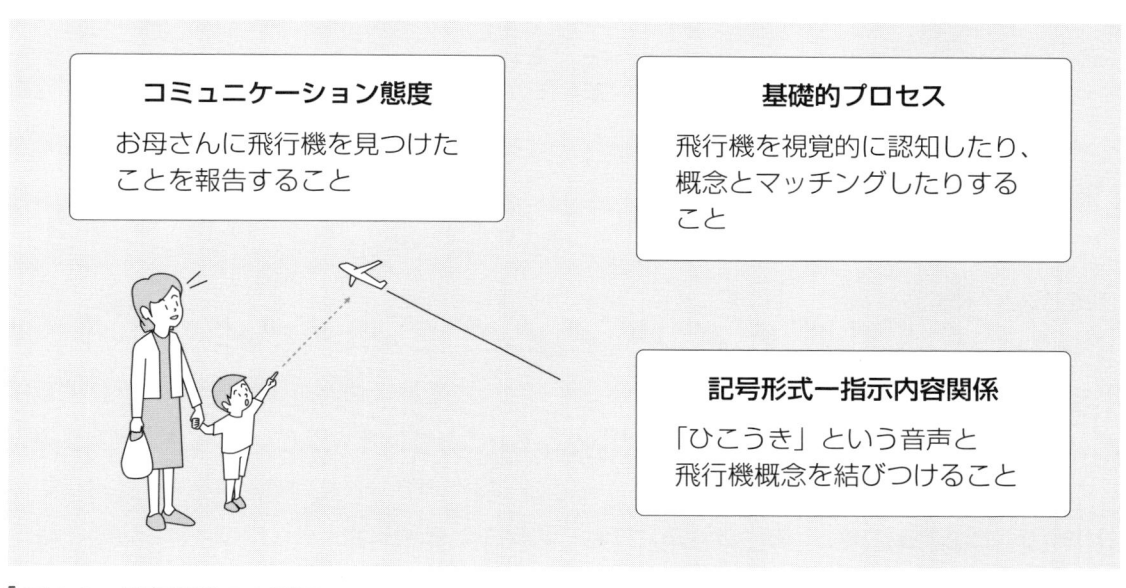

┃図4-9　言語行動の3側面

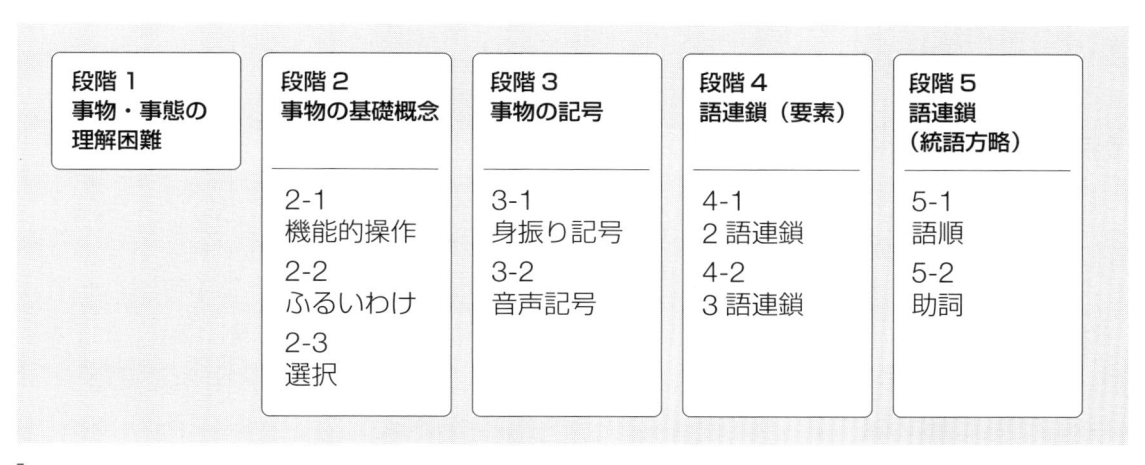

┃図4-10　記号形式指示内容関係の発達段階

徴と言えるでしょう。この段階における検査項目は子どもの遊びで使われそうな道具（人形や電話の玩具など）を扱うことを中心としているため、低年齢の子どもでもストレスなく課題に取り組むことができます（**図4-11**）。さらに、段階4以降では統語能力の発達を確認できるようになっています。

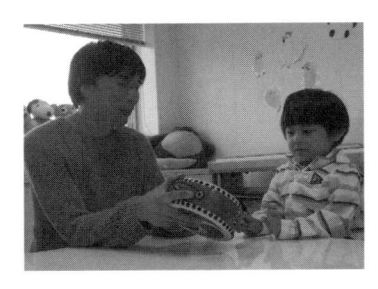

機能的操作の段階
物に合った用途ができるか（バチを持たせると太鼓をたたくか）

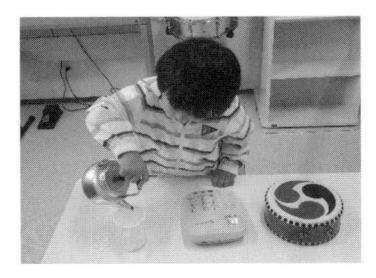

ふるいわけの段階
見本合わせができるか（急須を渡されると、それにあった道具を選べるか）

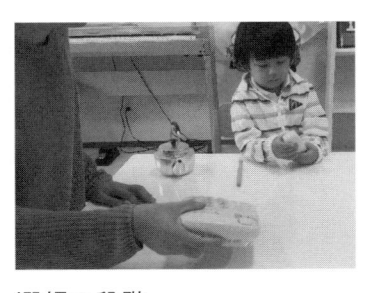

選択の段階
大人が呈示した信号に合わせた行動ができるか（大人が電話を見せると、それに合った道具を選べるか）

▌図4-11　段階2の検査の様子

2）LCスケール

　この検査では、乳児期から就学前の子どもの言語・コミュニケーションの発達の様子について評価できます。前言語期の対人コミュニケーションから、一語文期、助詞や助動詞といった統語の理解や使用、文章理解に至るまでを評価項目に含み、5つの発達段階を想定しています。

　さらに、言語理解、言語表出、コミュニケーションの3つの領域に関して発達指数と発達年齢を算出することができます。語彙、語連鎖、談話・語操作、音韻意識といった領域について言語理解と言語表出の観点からとらえ、対人的なコミュニケーション能力に関する課題も設定されています。

　この検査を用いることで、一人一人の子どもの言語発達の状況を明らかにできますが、単に発達指数を求めるために利用するのではなく、セラピストを含めた子どもの言語環境を整えるという視点での利用が勧められています。つまり、この検査を用いることで、子どもに最適な言語的かかわり方を考える機会となります。

3）LCSA

　この検査はLCスケールの学齢期版で、小学1〜4年生が適用範囲です。所要時間は45〜55分程度とされています。下位検査は、口頭指示の理解、聞き取りによる文脈の理解、音読、文章の読解、語彙知識、慣用句・心的語彙・文表現、対人文脈、柔軟性、音韻意識の10個で構成されています。これらの課題を通して、LCSA指数とリテラシー指数を算出することができます。言語コミュニケーションの発達だけでなく、読み書きの発達も評価できます。

知能検査は、言語とそれ以外の領域のアンバランスを明らかにできますが、この検査では学齢期の子どもの言語発達における領域間でのアンバランスについて明らかにできます。コミュニケーションや学習上のつまずきのある小学生に対して、言語聴覚士が教育現場（特別支援学級、通級教室、普通クラスの教員など）と連携を持つことができるツールとして有効な検査といえます。

● 6. その他の言語検査

1）語彙力の評価

（1）絵画語彙発達検査　PVT-R

　この検査は、子どもの理解語彙を調べる検査で、語彙年齢が明らかとなります。3歳0ヵ月から12歳3ヵ月までの子どもが適用範囲で、おおよそ15分程度の施行時間です。短時間で終了すること、子どもは4つの絵の中からふさわしいと思うものをポインティングするという単純な回答方法でよいことなどから、不安の強い子どもであっても無理なく施行することができる検査です。

（2）抽象語理解力検査

　この検査もPVT-R同様子どもの理解語彙を調べる検査です。成人の言語障害臨床でも使われることがありますが、言語発達障害児にも適応可能です。施行方法は6枚の絵の中からふさわしいと思われる絵をポインティングするというものですが、テスターによる音声呈示だけでなく、文字による呈示などいくつかの項目を含んでいます。抽象的な意味合いの単語をどれくらい理解できているのかだけではなく、聴覚的な語彙の理解と漢字単語の理解の関係を明らかにできます。

2）統語能力の評価

（1）構文検査

　子どもの統語機能を客観的に評価できる検査です。聴覚的理解検査と産生検査で構成されています。

　聴覚的理解検査については、構文理解のためのストラテジーの発達が想定されており、語の意味、語順、助詞（補文なし）、助詞（補文あり）という順に理解レベルを設定し、さらに関係節文の理解についても評価できます。それぞれのストラテジーで8個の文があり、合計40個の文による課題を設けています。

　産生検査については、文産生の難易度に影響を与える因子がいくつか考慮されており、合計15の文による課題を設けています。

3）会話の評価

（1）質問—応答関係検査

　この検査は、検査場面における子ども（2歳台から就学前までの幼児を対象としています）の会話

能力について評価できる検査です。検査は10個の課題から構成されていますが、3分の1程度の施行数による簡易版もあります。

　この検査の評価については、正答数から算出される総得点と、子どもの応答についての質的な内容分析の両面から、子どもの会話能力の発達状況について把握できます。特に、知的な能力に問題のない発達障害の子どもは知能検査の言語課題では問題が表面化しにくいことが多いです。そこで、この検査の質的な会話内容の分析を通して、数値化することが難しい会話における違和感とその特徴について明らかにできます（**図4-12**）。

4）発声発語の評価

（1）新版構音検査

　子どもの構音発達の様子を調べる検査です。この検査を通して、構音障害があるのか、また誤り音の種類や分析が可能になります。検査の項目としては、自由会話の観察、呼称による単語検査、復唱による音節検査・音検査・文章検査、構音類似運動検査の6個の検査で構成されています。

　この検査の評価は主にテスターの聴覚印象によるものですので、テスターが子どもの構音を正確に聞き取ることが必要です。検査時の発話を録音しておくと繰り返し再生でき、より正確な判断ができます。さらに、経時的に録音することで、構音の変化の様子を容易に理解することができ、保護者への説明をしやすくなります。ただし、録音してもよいかについて保護者および本人に対して事前に確認することが大切です。

（2）口蓋裂言語検査

　子どもの構音に影響を与えることのある鼻咽腔閉鎖機能について評価できる検査です。下位項目としては、音声言語の評価、ブローイング検査、口腔内の評価から構成されています。音声言語の評価は、開鼻声や呼気鼻漏出による子音の歪みを聴覚印象で判断します。ブローイングはソフトブローイングを中心に呼気鼻漏出の程度を計測します。さらに、口腔内の視診を行います。これらの

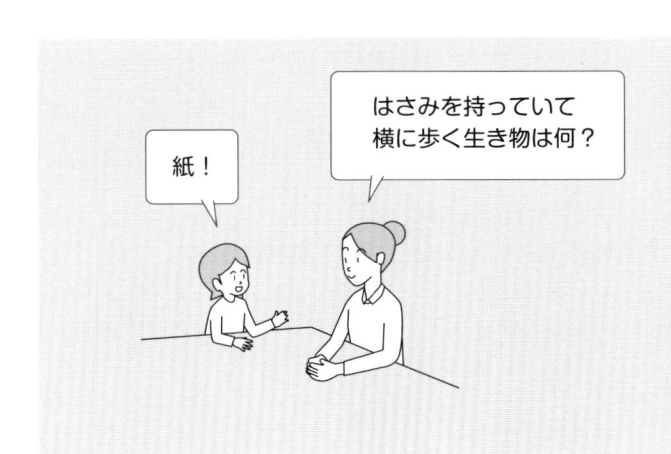

はさみを持っていて横に歩く生き物は何？

紙！

正誤だけではない、質的な分析を行います。

「はさみ」から「紙」を連想したと分析できます。

日常生活での会話の行き違いは、知っている単語から連想して答えているからと考察できます。

図4-12　誤りと分析の例

結果に基づき、鼻咽腔閉鎖機能の状態（良好であるとか不全の程度）について評価できます。

　異常構音のある子どもの状態についてのDVDが添付されていますので、異常構音の判定をするときの参考に使えます。

（3）吃音検査

　吃音の症状は環境によって変動することが知られています。この検査では、自由会話場面、課題場面、被刺激場面の3つの検査場面を設定しています。吃音の症状について非流暢性、随伴症状、工夫・回避行動、情緒性反応の観点で分析します。さらに、この分析を通して正常範囲から非常に重度まで6段階での重症度プロフィールを作成します。検査は子どもの年齢を考慮して、幼児版、学童版、中学生以上版の3種類が用意されています。

5）読み書き能力の評価

（1）改訂版標準読み書きスクリーニング検査（STRAW-R）

　この検査は小学生を対象とした読み書きの学習到達度を調べるための検査です。検査の項目は、音読の流暢性（速く読むことができるか）、音読と書き取りの正確性（正しく読み書きができるか）、RAN課題、計算の4つから構成されています。流暢性や正確性の評価には、学年に応じてひらがな、カタカナ、漢字、文章などの課題が含まれています。RAN課題とは、読みの成績に影響を与えると考えられている認知機能の一つであるRAN（rapid automatized naming）能力について計測できる課題のことで、この検査では線画と数字の呼称課題が用いられています。

　この検査の位置づけとしては、あくまでも読み書きの様子に関するスクリーニング検査であり、ディスレクシア（発達性読み書き障害）の診断にはさらなる詳細な評価を必要とします。

第5章
保護者との面接

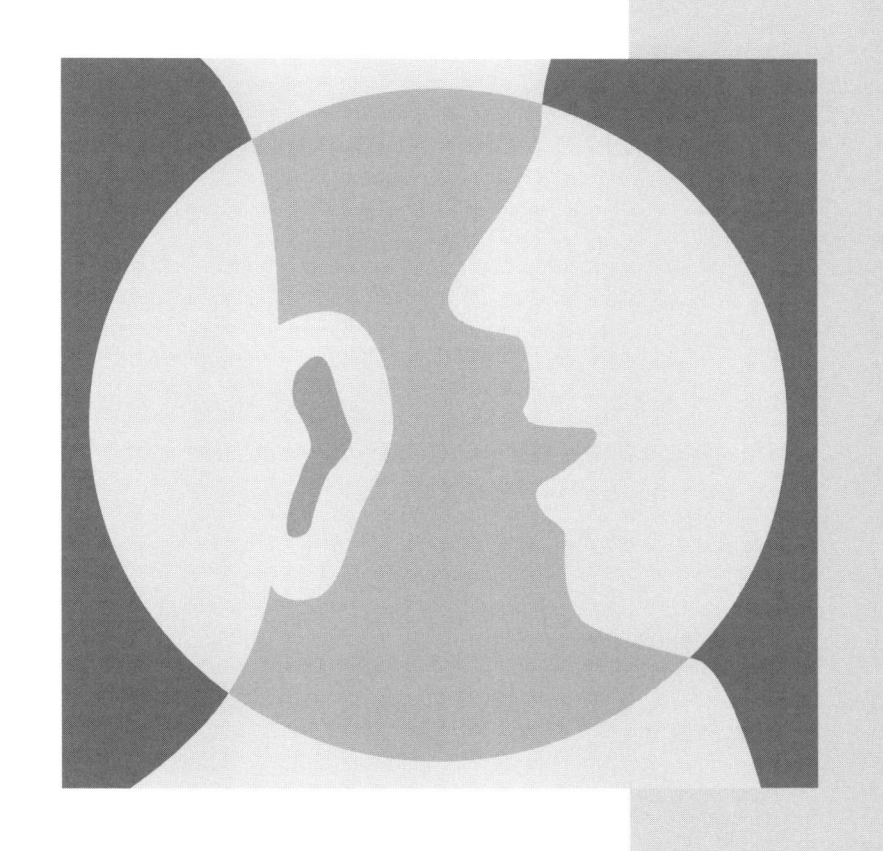

● 1. 情報収集

　子どもの行動観察や検査だけで子どものすべてが分かるわけではありません。そこで、保護者との面接を行い情報収集することが必要となります。情報収集は一般的に保護者から行いますが、場合によっては所属する集団（保育所、幼稚園、学校など）の担任教員などから行うこともあります。面接では、単なる情報収集に終わることなく、面接を通した信頼関係の構築も必要となります。この点については次項で説明します。

1) 主訴

　主訴とは、保護者（もしくは相談者）が気になっていることや来所した目的についてです。「面接の技法」の項でも述べますが、最初は「今日はどういうことで来られましたか?」という聞き方をし、保護者が何を答えても良い雰囲気を作ります。そして、保護者の語った主訴は**語った通りにそのまま**記述します。言語聴覚士が解釈を加えたりしてはいけません。保護者が「言葉が少ないように思う」と語ったら、そのまま書くということです。意味的には似ているかもしれませんが、「言語の遅れ」など語っていないことを書いてはいけません。

2) 生育歴

　生育歴として聞き取る内容は、「①現病歴：言語の遅れに気付いた時期と経過　②発達歴：主として身体運動発達や生活習慣、興味・関心の持ち方とその変化　③医学的既往歴：胎生期・周生期およびその後のとくに脳損傷に関した既往　④検査・教育歴：現在までに受けた検査、相談、教育の内容、場所、経過　⑤家族歴・言語環境：家族構成、家族の学歴、職歴、血族結婚の有無、身近な言語環境ならびに家庭内外の人間関係」（山崎, 1992）などです。生育歴は保護者に母子手帳を持参してもらい、言語聴覚士と一緒に調べるとよいかもしれません。また、あらかじめアンケート用紙を配布し、自宅で記入してもらうと時間の節約になります（**表5-1**）。

▌**表5-1　生育歴の項目**

①　現病歴
②　発達歴
③　医学的既往歴
④　検査・教育歴
⑤　家族歴・言語環境

3) 現在の様子

　上記の①現病歴について詳細に聞きます。今気になっている事柄について、①いつから気になっていたのか　②どのように対応してきたのか　③どのように変化してきたのか　④どうして相談に来ようと考えたのか　をポイントにします（深浦, 2015; **表5-2**）。

▌**表5-2　現病歴の詳細**（深浦, 2015より）

①　いつから気になっていたか
②　どのように対応してきたか
③　どのように変化したか
④　なぜ相談しようと思ったか

4) 質問紙を用いた情報収集

　質問紙形式の発達検査がいくつか標準化されています。これらの質問紙法を用いることで、必要事項について漏れなく聞き取ることができます。

(1) 津守式乳幼児精神発達質問紙

　この検査の適用範囲は0〜7歳です。主たる養育者から子どもの状況に関する質問に答えてもらうことを通して、5つの領域の発達について知ることができます。領域は、運動・探索・社会・生活習慣・言語の5つです。

(2) KIDS乳幼児発達スケール

　この検査は、0歳1月から6歳11月までを適用範囲としています。主たる養育者から子どもの日ごろの行動について○か×で答えてもらう形式をとっています。運動・操作・理解言語・表出言語・概念・対子ども社会性・対成人社会性・しつけ・食事の9領域の発達について知ることができます。

(3) 遠城寺式乳幼児分析的発達検査法

　この検査は、0ヵ月〜4歳7ヵ月を適用範囲としています。主たる養育者から子どもの状況に関する質問に答えてもらいます。移動運動・手の運動・基本的習慣・対人関係・発語・言語理解の6領域の発達について知ることができます。

● 2. 面接の目的

1) 医療面接

(1) 保護者とのコミュニケーション

　医療面接とは、診療情報を収集し診断を行うための対話のことです。医療面接を通して言語聴覚士と保護者の信頼関係を構築していきます。対話を通した情報収集ということですので、コミュニケーションスキルについての技法を理解しておくことやトレーニングも必要です。コミュニケーションスキルの技法は臨床心理学の面接技法を参考にするとよいでしょう。基本的な技法については第3節で紹介します。

　ある種の機能性構音障害や吃音は言語聴覚士の訓練介入により全く問題のない状態まで持っていくことができます。しかし、子どもの言語障害は、そのほとんどが完治するものではありません。多くの言語発達障害は永続的なものです。ということは、保護者にとっても言語聴覚士にとっても子どもの言語障害とは長いお付き合いをすることになります。

　医師と患者の関係について箕輪・佐藤（1999）では、「慢性期型の医療では急性期型と違って早く結果が出ないため、長く上手に患者とつきあいながら結果が出るのを待たなければなりません。ますます良好なコミュニケーションが必須となります。」と述べています。これは、言語聴覚士と言語発達障害児を持つ保護者との関係でも同じことが言えそうです。さらに、箕輪・佐藤は患者側から見たとき「患者が医師からうけた治療や指導が適切であり患者のニードに応えたものならば、患者は

満足できます。」とも述べています。現在は言語障害についても治療法や指導法についてインターネットに様々な情報が掲載されています。保護者もそれらの情報を収集されていることが多いです。単に、言語聴覚士の知っている情報を保護者に伝えるだけでは、保護者にとって満足な提案とはなりません。つまり、保護者のニードを丁寧に聞き取ることが肝心です。そして、面接を通して良好なコミュニケーション関係の構築が、言語発達障害児の支援には必須となります。

（2）医療面接と問診の違い

医療面接と問診は異なるものとされています。医療面接と問診の違いを**表5-3**に示します。従来型の問診とは医療者側の聞きたいことを主訴、現病歴、既往歴などに分類し、患者に質問する形式でした。この方法は患者中心の医療とはいいがたいです。医療面接では、「医療者と患者の双方がお互いに尊重しあい、信頼関係を築きながら問題解決のために協力し合う関係を作り出す」（山口, 2016）ことを目標に対話を進めていきます。つまり、医療者にお任せの支援ではなく、子どもや保護者が主役であり、保護者が主体的に進める支援を目指します。

医療面接とは、「患者の病気のストーリーを本人の言葉で話してもらい、必要に応じて従来からの生物学的な特徴を絞り込み、病気の症状や重症度に伴う患者の感情面をもその都度扱うように配慮する」（箕輪・佐藤, 1999）といえます。子どもの言語発達障害について、保護者がご自身の人生の中でどういうとらえ方をしているのかについて理解することが求められます。

▌表5-3　医療面接と問診の違い（山口, 2016より）

	医療面接	問診
目的	信頼構築と情報収集	病態・障害に関する情報収集
方法	傾聴	患者への質問
視点	患者中心	医療者中心
方向性	双方向（医療者⇔患者）	一方向（医療者⇒患者）
考え方	全人的医療	パターナリズム
関係性	対等	上下

2）解釈モデル

解釈モデルとは、病気や障害のこと・その原因や治療法・予後などについて、当事者や医療者がどのように考えているのかについてのモデルのことです。医療者の持つモデルは学問として学んだ病気や障害についての解釈モデルを持っています。一方、当事者の持つモデルは世間の言説や常識・その人の期待・同じような病気を経験した人の語りなどからモデルを作り上げていきます。

言語聴覚士は、子どもを科学的に評価・診断し、支援計画を作ります。そうして出来上がった科学に根差したモデルを持っているでしょう。一方、保護者はインターネットでの検索や子育て教室で

知り合った先輩ママの体験談、世間の噂、ご自身の体験などを織り交ぜながらのモデルを持っています。言語聴覚士のモデルと保護者のモデルは食い違うこともあります。その食い違いについての溝を埋めないままでいると、支援そのものがうまく進まないことになります。保護者の解釈モデルを理解することで、支援方法を決定するときの役に立つことも多いです。

子ども（Aさん6歳）：特異的言語発達障害

STのモデル→理解よりも表出言語の遅れが著しい、遺伝的要因もある

母のモデル→母の語りから：「（子どもの検査場面の感想として）、こういうときにモジモジして言えないんですよ。日ごろから肝心なこととか言えなくって、なんでってイライラする（笑）。こっちの言うことはちゃんと聞いていると思うんですけど・・・うーん、でも保育園とかで（つらいことが言えなくて）放置されてたりするのかなって、気になることもあるんですよね。なんていうか、子どもの時の私もこんなんだったから、わかるんですよね。あ、ここでつまずくだろうな、とか。」

　上にあげたのは、評価場面での母親の語りです。特異的言語発達障害（SLI）のあるAさんにLCスケールという検査を行った後の出来事です。言語表現が求められる課題でなかなかうまく文章を組み立てることができず、2語文程度で考えていることをぽつりぽつりと表現しています。母親の語りから、Aさんの言語症状（理解よりも表出が苦手、表出までに時間がかかる、十分な説明が難しい）についてはSTと同じような印象を持っていることが分かります。また、「私もこうだった」という語りから、ある程度遺伝的な要素を考慮に入れていることもわかります。

3) ナラティブベイストメディスン

　ひとりひとりの患者の病気や障害に対する「物語（ナラティブ）」を治療に利用する立場をナラティブベイストメディスン（narrative based medicine; NBM）といいます。NBMでは、患者の訴えが医療的な事実と合致するかどうかを問題とするのではなく、患者がどのような物語を訴えようとしているのかが重要になります（斎藤・岸本, 2003）。言語聴覚士の面接の中では、保護者が子どもの障害についてどのように感じているのか、保護者の人生の物語の中で子どもの障害がどのように位置づけられているのかについて理解するように努めます。保護者を理解するために、その人の物語を丁寧に聞き取っていきましょう。

　例えば、次のような保護者夫婦の会話があります。自閉症B君小学3年生は小学校で学芸会があり演劇に出演することになりました。その時のことについて、保護者夫婦に尋ねた時のことです。

> 子ども（B君、小学3年）：自閉症
> 妻：「ちょっと、どうかなあ。あんまりだったかなあ。」
> 夫：「え、そう？　そこそこ様になってたじゃない。」
> 妻：「でも、家ではね、セリフ完ぺきに覚えてたのに。」
> 夫：「え、そうだったの？」
> ST：「全部覚えたんですね。」
> 妻：「そうなんですよ。人のセリフまで…。だから、ちょっと期待してたっていうか…。」
> 夫：「でもねえ、1年生の時に比べたら。」
> 妻：「…（1年生の時は出演することを）全拒否でした（笑）。」

　NBMでは、妻の語り、夫の語り、どちらが真実であるのかを追及することはありません。この語りの中では、B君の言語記憶がどれくらいであるのかを明確にすることが目的ではないのです。つまり、どのくらいの量のセリフを記憶できたか、もしくはできなかったかを検証することではありません。同じ経験をしていても語る人や語り方によって、語られる内容は異なるものだ、というのがNBMの前提にあります。言語聴覚士がNBMの視点を持つことで、妻（もしくは夫）がどんな風に語ったのか、なぜそういう語りをしたのかということを推測できるようになります。この例では、妻は練習と本番という場面の違いに注目していますし、夫は今年と2年前という時間の違いに注目しています。それぞれのナラティブを尊重することで、新たな物語が生まれてきます。この例では、その後妻がB君にセリフを覚えさせるための工夫について夫に説明します。夫は初めてその事実を知り、2年間の成長の陰にいろいろな工夫があったことを知ります。

　さらに、NBMでは、患者の病いの体験の語りの中でも、特に「病に対する患者の対処行動」を尊重する（斎藤・岸本, 2003）という特徴があります。これは、支援プランを組み立てる際にもぜひとも活用したいものです。子どもの問題行動の改善には、保護者が日常で何気なくやっている「問題のしのぎ方」がヒントになるものだからです。保護者はその方法が有効であることに無自覚なものですが、答えは保護者がすでに知っていることがなんと多いことか!!　と思わされます。保護者の工夫を科学的に解釈し、保護者に伝えることも言語聴覚士の役目だと思います。保護者の工夫は言語訓練の中でも使えるものもたくさんあります。保護者の方に「次のSTの時に、そのアイデア使っていいですか？」と尋ねると、たいていの場合快諾されます。そういうやりとりを通して、言語聴覚士と保護者の間で子どもの問題に対して協力していこうという機運を高めることができますし、保護者が自分の子育ての方法「私のやり方は間違っていないんだ」と自信を持つことにつながるのではないか、と期待しています。

4）子どもへの問題意識の聞き取り

　面接は基本的には保護者に対して行いますが、保護者との面接の中で子ども自身が何らかの障害

に対しての気づきや問題意識を持っていると考えられた場合は、子どもに直接質問することもあります。ただし、言語聴覚士が問題意識への対応を誤ることで子どもとの信頼関係を壊すこともあるので、慎重に行うようにします。障害に対しての子どもなりの解釈モデルを聞くことで、問題意識の持ち方について考察することができます。子どもに聞くことが適当でない場合は、遊びの様子から本人の希望と現実の間にずれを生じていないかを観察することもあります。

　子どもの持つ問題意識の例は以下のようなものがあります。

　例1）　Aさん。構音障害。クラスメイトから「しゃべり方が変」と言われ傷ついている。自分が構音できない音についても自覚するようになった。それ以降、友人関係に消極的になった。
　例2）　B君。吃音。第3層以降で、自己に問題意識が発生している。国語の授業の本読みでどもることに気が付いている。

---

3. 面接の技法

1）面接の前提

（1）不快感を与えない誠実な態度

　面接の場面で保護者は様々な不安やストレスを抱えているかもしれません。面接者が学生や新人の場合、保護者よりも年齢が若いこともあります。保護者の方に信頼してもらえるよう、誠実な態度で面接に臨むことが必要です。

　ですから、清潔感のある身だしなみを心がけ、保護者に不快感を与えないように注意しましょう。服装や頭髪、化粧など相手に安心感を与えるようなものにしましょう。最近では香りに対する不快感もよく聞かれます。香水や整髪料、衣類の柔軟剤など香りの強いものが増えています。煙草の匂いも嫌がられることが多いです。スメルハラスメントということばもありますので自覚してください。

（2）話しやすい雰囲気を作る

　初回の面接では保護者も緊張していることかと思います。言語聴覚士の側も緊張しているかもしれませんが、できるだけ落ち着いて優しい表情を心がけましょう。ゆったりとした口調や動作を意識して面接に臨みましょう。

（3）相手を受け入れる

　面接相手である保護者を受け入れているという姿勢が大切です。保護者の話を遮らず、肯定的に聞くことを心がけましょう。

2）面接の進め方

（1）場所の設定

　面接は子どもの評価と同日に行われることが多いです。子どもの評価の後で保護者との面接というパターンが多いようですが、中には子どもの評価と保護者面接を別の言語聴覚士が担当し同時に行うこともあります。一般的に子どもの評価の後で保護者との面接を行う場合、同じ言語訓練室で行います。訓練室の半分程度子どもが遊べるスペースを確保し、残りのスペースで面接を行います。

　ただし、子どもの年齢が高くなり、保護者の話を理解できるようであれば、面接は別室でしたほうが良いでしょう。子どもに話を聴かれていると思うと、保護者が思っていることを話しにくくなり、保護者の考えを理解することが困難になります。

　子どもの年齢が低く、保護者が緊張しているようであれば、子どもと遊びながら少しずつ話を聴くというスタイルでもよいかもしれません。子どもと言語聴覚士が楽しそうに遊んでいる姿を見ていると、保護者の緊張がほぐれ話しやすい雰囲気になることもあります。

（2）面接の進行

①導入

　最初に挨拶や氏名の確認を行い、自己紹介をします。その後、オリエンテーションとして、面接の目的や所要時間の説明を行います。子どもの評価のため来所したと考えている保護者の中には、保護者に対しての面接の時間があると想定していないこともあるので、最初に説明をして保護者に不安感を持たせないようにしましょう。そして、主訴を聞きます。主訴は開かれた質問の形式で聞きます。（開かれた質問については、次の面接の基本技術の項で説明します。）

②展開

　この時もできるだけ開かれた質問の形式で質問していきます。評価や診断で絞り込みたいときには閉じた質問を使います。このときに解釈モデルについて聞いたり、保護者のニーズ（今困っていることなど）やホープ（今後子どもにどうなってほしいと考えているのかなど）について聞きます。

③終結

　保護者のこれまでの話を要約し確認をします。そして、現在の子どもの状態や今後の方針などについて説明をします。説明はできるだけ手短にしましょう。フリーハンドの簡単な図や絵を書きながら説明するのも効果的です。そのあと、ほかに言いたいことや質問がないかを確認します。最後に必要であれば次回の予約をとり、お礼を述べて終結となります。

3）面接の基本技術

（1）開かれた質問（オープンエンドクエスチョン）

　開かれた質問は、質問された人が「はい／いいえ」で答えるのではなく、自由に何を答えても良いような質問にすることです。面接ではできるだけ多くの反応を引き出したいので、開かれた質問を多用できるとよいでしょう。

　面接の最初に主訴を聞くときは、必ず開かれた質問をします。例えば、「今日は、どういうことが気になっていらっしゃいましたか？」のような質問の仕方です。こういう質問の仕方をすることで、保護者の様々な回答を引き出すことができます。カルテなどの事前情報で想像していたこととは全く異なることをお話しされることもしばしばあります。

（2）閉じた質問（クローズドエンドクエスチョン）

　閉じた質問は、質問された人が「はい／いいえ」で答えることのできる質問のことです。閉じた質問は面接の最初の段階ではあまり使いませんが、面接の途中で言語聴覚士が医療的な意味で確認したい事項を確認する場合に使います。例えば、離乳食が進まないことを主訴にやってきた保護者に対して「食べたものが口の中に残ったままになっていることはありますか？」と尋ねると「はい」か「いいえ」で答えることができます。閉じた質問を使うことで問題点の絞り込みをすることができます。ただし、原則として1つの質問で尋ねることは1つの事項に限ります。例えば、「食べ物が口の中に残ったり、口からこぼれることがありますか」という質問は2つの事柄を同時に尋ねているので、適切な質問の仕方ではありません。

（3）共感的理解

　保護者の語りについて、共感的態度を示すことは面接を進めるうえで大変重要なことです。保護者は様々な不安や整理できない感情を抱えています。保護者のその気持ちをそのまま受け止めることが大切なことであり、保護者の感情を否定したり評論したりはしません。そして、言語聴覚士が共感的理解をしているということを保護者に伝えます。伝え方は、言語に限らず非言語コミュニケーションも利用します。

（4）非言語コミュニケーション

　非言語コミュニケーションとしてはいくつもありますが、代表的なものとして視線、顔の表情、相槌、体の向き、距離などがあげられます。

①視線

　相手が話し始めたら、相手の目を見ながら話を聴きましょう。目を見ることは大切ですが、相手を凝視することは威圧や不安を感じさせることになります。適度に視線を動かしながら、相手にとって不快ではない視線の動かし方をします。

②顔の表情

　顔の表情で相手の話に興味を持っていることを伝えられます。真剣な表情で相手の話を聴きましょう。言語聴覚士の言葉と顔の表情が一致しているようにします。ことばでは「そうなんですね。」と

興味を持っているようなことばかけをしても、表情の変化が全くないと、相手は「聞いてもらえていない」という感想を持つことになります。

③相槌

適度に相槌を打つことは、相手が「聞いてもらえている」という安心感につながり、語りを促進する効果があります。

④体の向き

背筋を伸ばし、相手のほうに体を向けましょう。そうすることで、相手を受け入れているということを印象づけることができます。

⑤距離

相手との距離を適切に保つことは大切なことです。パーソナルスペースの大きさは個人差がありますが、あまり距離が近すぎると相手に不快感を与えます。

（5）促し

面接の場では、話すことが好きな人もいますし、もともと無口なタイプの人もいます。また、子どもの何を聞かれるのだろうかと不安に思っていたり気が動転している保護者もいます。言語聴覚士はできるだけ落ち着いて穏やかに話しかけることで、保護者との関係を作ります。何か話し始められたら「それで？」「そのあとどうなりましたか？」など話の続きを促すと、安心して話してくれるかもしれません。また、「どんな些細なことでもお話ししていただいていいですよ。」と伝えることもあります。保護者の中には「こんなつまらないこと話しても構わないのかなと思っていました。」と話される方もいます。何でも話せる雰囲気になるよう心掛けたいものです。

（6）要約

相手の話を簡単に要約して、「こういうことでしょうか。」と返答します。言語聴覚士が保護者の話を要約することで、保護者も自分の語ったことを他人のことばとして聞き直すことができます。そうすることで、保護者が自分の考えを冷静に整理することができます。さらに、保護者は自分の話が言語聴覚士に的確に伝わっていると感じ、信頼関係を強固なものにできます。

● 4. 保護者の心理

障害のある子どもを持つ保護者には、2つの異なる存在の意味があります。1つ目は、子どもをケアする存在、つまり親として子育てをする人、という意味です。2つ目は、支援者にケアされる存在、つまり子どもが障害児であるという困難さを抱えた当事者という意味です。言語聴覚士は保護者と向き合うとき、保護者がこの2つの意味を持っていることに十分配慮する必要があります。保護者に障害を持つ子どものかかわりのコツを伝えるだけではなく、保護者の悲哀やストレスなどを丸ごと受け止めることが必要になります。

1）親にとっての子どもの障害受容

　子どもの障害受容については段階説での説明がよく用いられています。段階説として有名なものはDrotarの先天奇形を持つ子どもの誕生に対しての親の反応の段階です（**図5-1**）。この説によると、親の反応としては、ショック、否認、悲しみと怒り、適応、再起という段階を通り、子どもの障害受容に至ると考えられています。しかし、この段階説で説明することは難しいとも考えられており、中田（1995）はらせん形モデルを提案しています。らせん形モデルによると、親は障害を肯定する気持ちと否定する気持ちの両方を常に持っていると考えています。一見、この2つの感情が交互に出現し、落胆と適応を繰り返すようにも見えるのですが、そういう区切りはなく連続した感情のようです（**図5-2**）。さらに、中田（2009）は、親の心理状況として「慢性的悲哀」という語を用いています。表面的には気持ちが落ち着いたように見えても、何らかのきっかけで崩れ、子どもに否定的な感情を持つことがあるのですが、それは親にとって当然の感情と受け止める必要があります。言語聴覚士は親に慢性的悲哀を乗り越えさせようとするのではなく、慢性的悲哀を親の当然の感情として受け止めていけるようにしたいものです。

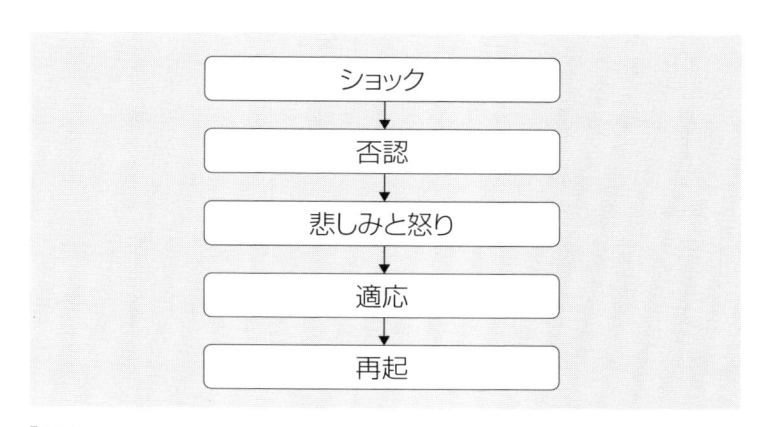

図5-1　Droterによる保護者にとっての子どもの障害受容の段階説

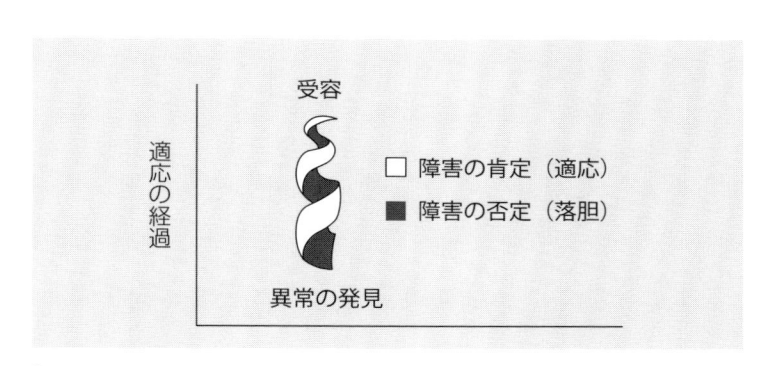

図5-2　中田の螺旋モデル（中田, 1995）

2）親としての自立を応援する

　中川（2017）は親面接のゴールを障害受容に置くことには否定的な見解です。親面接を通して親の自立を促すことが大切です。というのも親が無力感を抱き言語聴覚士に依存してしまうことや、他人にはわかってもらえないという孤立を感じさせることは、その家族にとってマイナスだからです。子どものことは保護者がよく理解しているものです。その力をうまく発揮できないことが多いのだと思います。言語聴覚士は、親と対等に話し合い、お互いに知恵を絞って、子育てをする親の伴走をする役割を持っています。そのようなことができる面接を展開していけるとよいかと思います。

第6章
対象児の記録

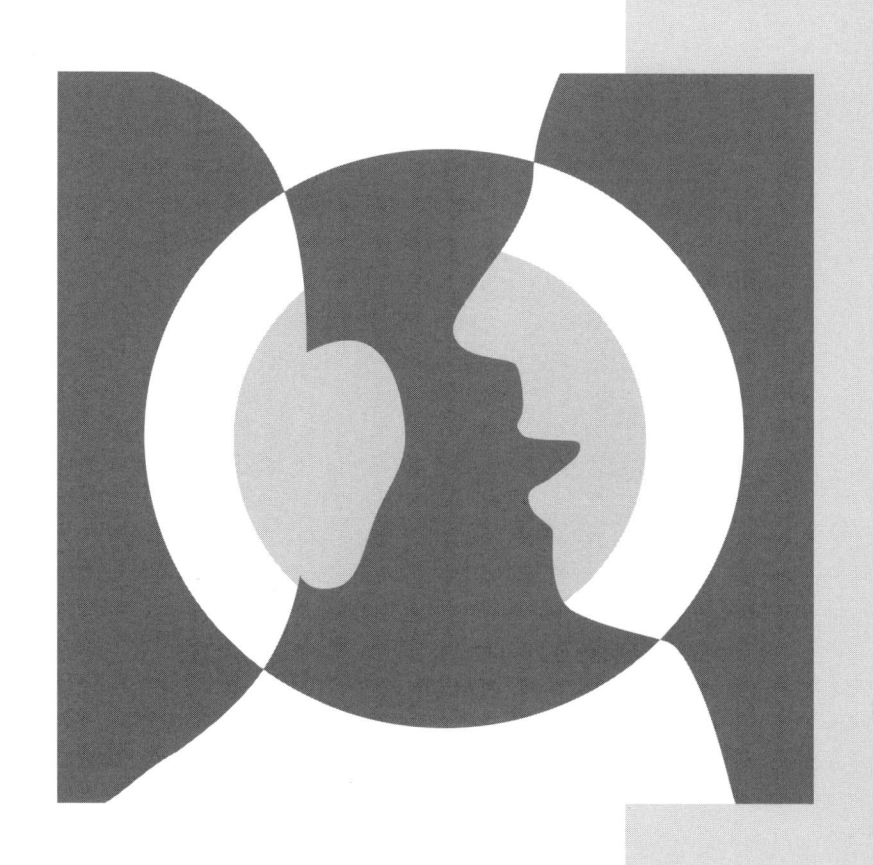

1. 行動観察所見の書き方

　第2章では行動観察の方法、第3章では行動観察でのポイントについて説明しました。この章では、観察した行動についての所見の書き方について説明します。観察所見はさまざまな場面で必要となります。例えば、学生でしたら実習でのレポートや日誌として観察所見を書く必要があります。臨床家であれば、訓練室での行動観察評価ということもありますし、巡回相談で訪問した施設での行動観察所見を求められることもあります。一朝一夕で書けるようになるものではありませんし、何回も書く練習をすることが大切です。ただし、やみくもに書く練習をしても上達しないものです。上達のためのポイントをいくつか紹介しますので、行動観察所見を書くときのヒントにしてください。

1）環境を把握する

　第2章で行動観察の目的について述べましたが、応用行動分析に基づく行動のABCという考え方について説明しました。子どもの行動には必ず原因があり、環境と子どもの相互作用として行動が出現します。つまり、子どもの行動観察を行う上で、子どもが今どのような環境にいるのかを把握することは考察の重要な手掛かりとなる。

　言語聴覚療法の診断・評価について学んでいる学生に、子どもの観察についてまず知っておいてほしいことは、観察している場所をまず俯瞰（ざっと見渡す）することかと思います。あまり細かいことにとらわれず、訓練室（巡回指導なら保育室かもしれません）を見渡してみましょう。

　子どもの指導において、言語聴覚士はまず環境の設定に気を配る必要があります。環境の設定はまさに支援の一部なのです。訓練室はどんな部屋でしょうか？　ドアから入ったとき何があるのが見えますか？　指導をする机はどこにありますか？　どんな大きさの机といすですか？　などなど、訓練室の様子は多様です。また、来る子どもによって訓練室のレイアウトを変更することもよくあることです。なぜ、部屋がそのような配置になっているのか、よく考えてみましょう。

　もし、言語聴覚士が巡回指導ではじめて訪問する保育所であれば、対象の子どもが使用している教室のことをまずざっと観察しておきます。例えば離席が多い子どもがいたとして、その原因のヒントとなるものは環境の中に隠されているはずです。

　環境とは、部屋の環境だけではなく、教材も環境の一つです。学生であれば、プロの言語聴覚士がどのような教材をどのように使っているのか、よく観察しておきたいものです。（学生の中には、子どもの観察はできているのですが、言語聴覚士がどのように訓練を展開・運営しているのかを観察できていない人がいます。プロの訓練をまず見て学ぶことを心がけましょう。）

　さらに、観察者であるあなたの「存在」について意識しておくことです。臨床実習での学生や巡回指導での観察者は、子どもにとっては「見知らぬ人」です。つまり、観察者が存在するということは、いつもと環境が異なることを意味します。とするならば、観察当日の行動はいつもの行動とは異なる可能性があります。特に、巡回相談では今日の行動はいつもの行動と違っているのかについて、保

育士に確認をしましょう。確認ポイントは以下のようになります。

1. 今日できていて、いつもできている
2. 今日はできたが、いつもはできない
3. 今日はできなかったが、いつもはできている
4. 今日はできなかったし、いつもできない

2) バイアスを防ぐ

　何かを観察するとき、バイアス（先入観・偏見）はつきものかもしれません。しかし、そのバイアスによって、子どもたちのことを適切に評価・診断できない可能性もあります。さらに、バイアスは無自覚なものですから、私たちが気付かないうちに誤った解釈をしてしまいます。

　例えば、A君は今日の訓練ではSTの提示したカードをすべて投げてしまい、協力的ではなかったとしましょう。すると、A君はこの課題を嫌いなのだろうと考えるかもしれません。しかし、実際は、A君は訓練に来る前に保育園で運動会の練習があり、疲れて眠たかったのかもしれません。

　このような無自覚なバイアスは誰にでも起こります。しかし、そのバイアスによって誤った判断をすることは避けたいものです。思い込みを起こさないようにする効果的な方法は、目の前にいる対象児の行動を診断名から当てはめていくのではなく、現実を生きている個人として見ることです。つまり、子どもは言語障害児として生きているのではなく、その子どもに言語障害という特徴が付加されているということです。

3) 客観的に書く

　それでは、観察した事項を書いてみましょう。私たちは、診断をするために自分の観察に基づいて診断の根拠となる情報を見つけますが、その情報がどのようなものであるのか吟味し続けることが大切です。臨床上でのこのような観察に基づくアプローチをより精度の高いものにするには、客観的に書く練習を積む必要があります。さらにいうと、言語聴覚士は、自分が臨床で観察した事項を他者に伝えるときには、客観的な言語を使うことを期待されているのです（Hall, 2019）。

　客観的な言語と主観的な言語はどのように異なるのでしょうか。客観的に書くとは、人間が観察できる情報について書くことです。観察できることとは、見ることができること、聞くことができること、など私たちの体が知覚できることについてです。それに比べて、主観的に書くとは自分の感情や勘のようなものに基づいて書くことです。あなたの感情や勘と言うものは、他者から観察することはできません。つまり、あなたの個人的な感情と全く同じものを他者が見たり聞いたりすることはできないのです。そこで、Hallは客観的な書き方と主観的な書き方の例を挙げてくれています（**表6-1**）。この表を参考に、客観的に書く練習をしてみましょう。

表6-1　客観的な書き方と主観的な書き方 (Hall, 2018)

客観的	主観的
子どもが絵を指差しするたびに、母親が微笑む様子が観察された。	子どもが絵を指さしたので、母親はうれしかった。
約10分後、患者は「疲れた」と言って、本を閉じた。	患者はやめるのにたった10分しかかからなかった。
その子どもは、ターゲットとなる15語の単語のうち10語正しく発話できた。	その子どもは単語を知っているようだった。それは、単語の多くを正しく発話できたからである。
その患者は、さらさらした液体を飲もうとすると、そのあといつも繰り返しむせた。	その患者はさらさらした液体を飲むのが苦手だった。患者はむせ続けていた。

　この表をもう一度復習しましょう。客観的に書くとはどういうことなのか理解できるようになります。

①事実を書く

　1番目の例では「母親が微笑む」と記述しています。これは誰から見てもわかる事実です。「うれしかった」と書くと、書き手の推測になりますので、適切な表現とは言えません。

②根拠のない評価をしない

　2番目の例では「約10分後」という客観的な事実のみを書いています。「たった10分」と書くと、10分という時間は短いのだという無自覚な評価をしていることになります。

③具体的な量について述べる

　3番目の例では「15語のうち10語」と量を示しています。「多くの」というようなあいまいな表現を使うと、論理的な評価を展開することができません。

④最適な例の抽出箇所を考える

　第2章の応用行動分析でも述べたように、ある行動が起こるためにはその前後に何らかの関係する事象があるはずです。4番目の例では、「むせる」という行動と、その前にある「さらさらした液体」という環境を結び付けて記述しています。この2つの現象がバラバラに記述されていると、読む人にとってはつながりが分からなくなります。

4) 文章表現について

　学生が観察所見を書いたら、教員や実習指導者が読むことになります。臨床家が観察所見を書いたら、同僚や上司の言語聴覚士だけでなく対象児に関わる様々なスタッフが読みます。つまり、他者に読みやすい文章にすることが大切です。繰り返しになりますが、読み手は実習指導者や臨床現場のスタッフです。つまり、読み手は忙しい人ばかりです。あなたの所見を熟読する時間はありません。読みやすいとは、短時間で読める**「簡潔さ」**と、1回読んだだけで理解できる**「明瞭さ」**が大切です。

この2点を意識した文章を書きましょう。

文章の長さ

　簡潔で明瞭な文章にするには、1文の長さは2〜3行までにすることが望ましいです。それ以上長い文になると読み手の理解が困難になります。もし、1文が長くなっていると、どこかで2つの文に分割できないかを考えてみましょう。また、1文の中に単語や同義語の重複があれば削り、文を短くできないか考えましょう。いかに重複のある例文を記載しました。どこに問題があるのか考えてみましょう。

　1．A児の言語発達遅滞の原因は難聴のためである。
　2．B児の吃音は母子関係が影響していると推測されるのではないでしょうか。
　3．自閉症は必ず言語が遅れるとは限らない場合がある。

　文を短くすると

　1．A児の言語発達遅滞の原因は難聴である。
　2．B児の吃音は母子関係が影響していると推測される。
　3．自閉症は言語が遅れるとは限らない。

となり、すっきりします。

2. 行動観察の実際

1) 行動観察をするための環境の設定

　子どもが自由に遊べるための空間づくりが大切です。言語室の一角にマットを敷いて自由に遊べるような空間を作っておきます。（プレイルームが準備されている施設においては、その部屋を利用しても良いでしょう。）遊具は子どもが自由に選んで取り出すことのできるように配置しておきます。遊具の種類は様々なものを取り揃えておくことが望ましいです。具体的な例を**表6-2**に示します。

　ただし、安全面には最大限の注意を払うべきです。というのも、子どもの中には衝動性が高い子どもや、不器用な子どももいます。不慮の事故が起こらないように、安全面には十分気を配りましょう。例えば、口に入れると窒息の危険があるものやガラスなど割れてけがする恐れがあるものなどは置かないようにします。大型遊具であれば、倒れたり落下する危険性のあるものも置かないことです。

　さらに、言語室の一角をプレイエリアとして使用する場合、日常の臨床で使用する道具が危険なものになる可能性もあります。特に、小児だけでなく成人の患者も同じ部屋を用いて訓練するような施設においては、成人患者に使用するような道具は鍵のかかる棚の中に厳重に保管しておくことを勧めます。

- 対象児のお気に入りの玩具（事前情報を得ておくことが必要！）
- 音や光の出る玩具や感覚遊びのできる玩具
- 身体を動かして遊ぶことのできる玩具（ボールなど）
- 人間関係を表現できる玩具（ぬいぐるみ、動物や人の人形など）
- 具体的な意味をもった玩具（ままごと、車や電車など）
- 抽象的な意味をもった玩具（積み木、粘土、折り紙など）
- 簡単なルールや仕掛けがある玩具（スイッチ類など）
- 複雑なルールや仕掛けがある玩具（機械類など）
- 多様な表現のできる玩具（お絵かき道具、工作道具、楽器など）
- 絵本やカード、ゲーム（TVゲームは避ける）などの玩具

2）行動観察所見の例

　評価報告書を書く際に検査結果だけではなく、自由遊び場面の行動について数行程度所見を書いておくと、子どもさんの状態像がイメージしやすくなります。とくに、言語聴覚士として、コミュニケーション、言語理解、発語について述べておくとよいでしょう。

　いくつか例を挙げてみます。

（1）発語に遅れのない4歳の自閉症男児

　この症例の場合、観察で気になったのは言語発達そのものよりもコミュニケーションの不全です。検査では明らかにならない実際のコミュニケーションの中で起こる問題を明らかにするようなエピソードを記述するとよいでしょう。

> 　一人で組み立てることのできるプラレールで線路をつなげて静かに遊んでいた。それ以外の玩具には興味を示さなかった。
> 　線路が出来上がっても保護者にできたことを伝える様子はなかった。また、鍵がかかったおもちゃ箱に電車が入っていることに気が付いたが、開けてほしいなど要求することもなかった。
> 　STが電車を手渡すと無言で電車を受け取った。「この電車は何ていうの」と尋ねると「これは、E6系こまちだよ。E5系はやぶさと連結できるのになあ。」と答え、棚にある新幹線を見つづけた。しかし、そのおもちゃを取りに行くことはなく、STに依頼することもなかった。
> 　これらのことから、評価場面ではコミュニケーションとして叙述・要求ともに表出がほとんど認められなかった。例のように、児としては要求しているのかもしれないが、聞き手にとっては伝わりにくい表現だった。

　まず、どのような遊びを選んだかを記載します。
　遊びの内容からある程度の発達レベルや偏りを推測できることもあります。

（2）6歳の機能性構音障害男児

　この症例の場合、構音以外に問題が認められないことを遊びの中から確認しておきます。構音の誤りに対して子ども自身がどのようにふるまっているかなど行動観察でしかわからない情報を記述するとよいです。

> 　キャッチボールをしたり、ボーリングや黒ひげ危機一髪のようなルールのある遊びを楽しんで行うことができた。STや母親と一緒に遊ぼうと誘う様子が見られた。
> 　[k]音の[t]音への置換が頻回に観察された。構音の誤りを自己修正することはなかった。母親が指摘する場面もなかった。発話意欲は旺盛で、言い誤りには気が付いていないように感じられた。

第7章
対象者の報告書

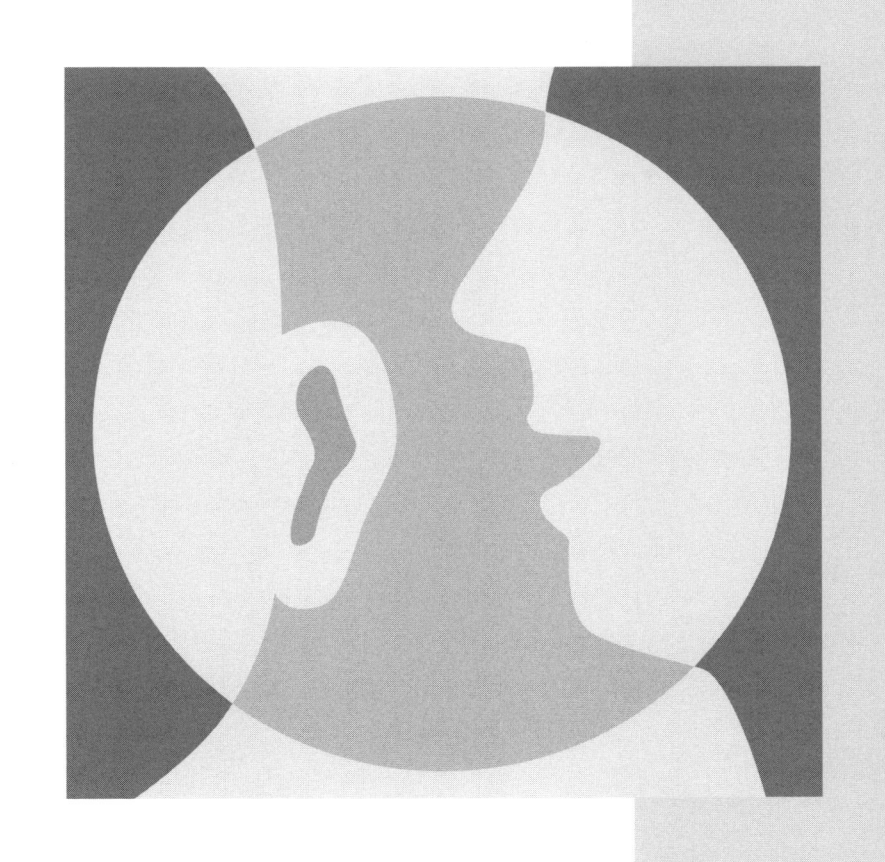

この章では、様々な種類の報告書の書き方について説明します。小児の臨床をはじめたばかりの言語聴覚士は第1節の臨床場面編を、養成校の学生は第2節の実習編を参考にしてください。それぞれの日常で書く義務のある書類の例を示しますが、もちろんケースやそれぞれの現場で求められる情報は異なりますので、あくまでも基本的な形式として理解してください。書類の書き方は職場のルールや実習指導者の考えもありますので、もちろんそのルールを優先することは当然のことです。

　まず、すべての文書に共通する決まり事です。

①個人情報の保護

　報告書には様々な個人情報が含まれています。個人情報を流出させることがないように細心の注意を払いましょう。臨床現場でしたら、書類は必ず職場で仕上げるようにします。学生の頃の習慣で、USBにデータを保管して、家庭のパソコンで書類を仕上げることは厳禁です。USBを紛失する可能性や家庭のパソコンから情報が流出するかもしれません。実習での書類は宿題として家庭で仕上げることがあるでしょうが、個人情報の記載の仕方は必ず実習指導者に確認を取るようにしてください。また、家庭のパソコンは書類作成中は通信の接続を切るなどの工夫をしておくとよいでしょう。また、使用するUSBは必ず実習専用のものをそろえます。他の学習（レポートの作成）や私的な情報を含むUSBと一緒にして使う人がいますが、そういう使用の仕方は避けたほうが良いです。

②最初に要点を述べる

　1番重要なことを1番最初に述べます。作文の書き方で「起承転結」という流れがありますが、所見や報告書では、起承転結の流れは使用しません。結論を最初に書くことを心がけます。「重要なこと」とはもちろん読み手にとって重要なこと、という意味です。臨床現場において、言語聴覚士に期待されていることは何でしょうか。たとえば「言語障害があるのか、ないのか」「言語発達が遅れているのか、いないのか」などが知りたい情報のはずです。そういうことを最初に書きます。

③主張は一貫させる

　「起承転結」でいういわゆる「転」は必要ありません。「転」の部分はこれまでの主張を1回ひっくり返して読者の気持ちを揺さぶろうとしますが、報告書においてそのような「転」があると、あなたが何を言いたいのか読み手は理解できなくなります。

④必要な情報だけを書く

　症例に対する思い入れが強かったり、理解してもらうためには詳細まで丁寧に書かないといけない、と考えるかもしれません。しかし、それは多くの場合逆効果になります。情報量が多すぎると、どこにポイントがあるのかよくわからなくなります。重要な部分にアンダーラインを引いたり、太字にして目立たせると、読み手にとっては理解しやすくなります。

● 1. 臨床場面

　小児の臨床において作成する義務のある報告書は、まず初期評価報告書です。この書類は主に施設内のスタッフが読むことを想定した書類です。施設内のスタッフとは言語聴覚士だけではありません。その対象児にかかわるリハスタッフや医師、保育士、心理士など他領域にわたります。言語聴覚士以外の人にも内容が分かるように、できるだけ専門用語を使わず平易な文章で書きましょう。

　そのほかの書類としては、他施設への紹介状や保育所など対象児が所属する集団への経過報告書があります。経過報告書の読み手は保育士や小学校教員です。つまり、発達障害の専門家ではない人たちです。先生方にもわかりやすく、また納得しやすい内容になるよう心掛けたいものです。

1) 初期評価報告書の例（表7-1）

表7-1　初期評価報告書の例

言語聴覚療法　初期評価報告書

氏名　　○○　○○　（男）	医学的診断名　未診断（ことばの遅れ）
生年月日　　○○年○月○日	年齢　　5歳4ヵ月
所属　○○幼稚園	記載日　○○年○月○日

言語に関して初期評価をいたしました。行動観察とLCスケールを施行しましたので、報告いたします。

主訴
「ことばが幼い」、「2つ以上のことを言うと忘れてしまう」

言語病理学的診断
特異的言語発達障害

行動観察
入室はスムーズで、遊びも課題も協力的だった。しかし、児からの遊びの提案はなかった。STの問いかけには3語文程度の短文で応答した。製作遊びは静かに行っていたが、エアホッケーでは興奮して大きな声で笑ったり、児から「次は先生の番だよ」などルールを決めていた。静と動の落差が大きい印象を受けた。

検査結果

領域別結果	言語表出	言語理解	コミュニケーション	総合得点
得点	25	29	33	
LC年齢	3歳10月	4歳0月	4歳5月	4歳0月
LC指数	<65	71	87	<65

　言語表出・言語理解において1歳以上の遅れが認められた。特に言語表出の問題が大きかった。それに比べるとコミュニケーションの問題は少ないのかもしれない。

　言語理解に関しては、統語的な側面での問題が大きかった。語連鎖や助詞の理解課題での誤りが目立ち、文法理解が年齢相応に進んでいないようである。主訴に「2つ以上のことを覚えられない」とあるが、文章理解課題（聞いた話の順番を再生する課題）ができなかった。理解の問題なのか記憶の問題なのかはこの時点ではわからない。

　言語表出に関しては、喚語困難が目立ち、「ズボンをかぶる」などの誤用があった。説明を求められる課題でも要領を得ない回答が多かった。

　音韻意識の課題はどの問題もできなかった。音韻の分解がまだ困難な段階だった。

所見
知能検査でのIQが正常なことやLCスケールのコミュニケーション領域に遅れがなかったこと、聴覚や発声発語器官の問題は認められなかったことなどから、言語発達のみに大きな問題が認められると考えられる。体を使った遊びでは言語のやり取りが少ないために問題をあまり感じさせなかった。一方、会話となると短文での返答でしかも時間がかかり喚語困難もあるので、会話の成立が困難だった。日常生活での会話を豊かにできることを目指した支援が必要である。

今後の方針

①ST訓練
　統語理解を促すことや事象を説明する言語表現力の獲得を目標にした訓練を行う。
②日常生活での支援
　大人が児のペースに合わせた会話を心がけ、コミュニケーションの成功体験を積ませる。親にはINREAL法の会話の原則などの説明をする。

報告者　　言語聴覚士　○○　○○

● 2. 実習

　実習においても様々な書類を書く必要があります。ここでは症例報告書の書き方と学内の症例報告会でのスライドの作成方法について紹介します。

　実習中は日誌をはじめさまざまな書類を書く必要があります。いずれの書類の目的も同じですが、学生は対象者についての情報や思考を整理するためのものです。一方、指導者としては、その学生が何を観察できていて（また観察できていなくて）、どのような視点で考察できている（または考察できていない）のかについて把握するための資料として使います。つまり、これらの書類は学生と指導者のコミュニケーションのツールなのです。それ以上でもそれ以下でもありません。ですので、指導者は学生に完璧な書類を作れることを期待しているわけではありません（もちろん、完璧を目標にしてほしいとは思っています）から、学生は自分の観察できたことや考えていることを誠実に率直に表現してほしいと思います。

　それに比べて、学内の実習報告会での資料作りは目的が異なります。ひとつは、学生が当該ケースのことを説明できる力を身につけて欲しいと考えています。というのは小児領域での言語聴覚士は、施設内のカンファレンスや保護者への説明を求められます。スタッフや保護者に納得してもらえる説明ができることは非常に重要なスキルだからです。別の目的としては、クラスメイトに対する学習効果を期待しています。多くの養成校で、小児施設での実習は少数派ではないでしょうか。小児施設での実習を行っていないほかの学生にも、小児の臨床について理解できるような報告をしてもらいたいと考えています。

1) 症例報告書の形式（表7-2）

表7-2　症例報告書の形式

表紙：テーマ、実習施設、実習期間、指導者名、提出日、学校名、学年、氏名

表紙をつけ本文は2枚目以降に記載する。

1　はじめに
2　症例概要
　　・一般的事項
　　・家族構成
　　・家族の主訴
　　・現在の所属
　　・家庭状況　　など

3　生育歴
　　・現病歴（言語発達、でもよい）
　　・医学的既往歴
　　・運動発達
　　・認知発達や日常生活能力の発達

4　評価
　　・行動観察による評価
　　・検査による評価
　　・保護者、関係者からの聞き取り

5　訓練目標
　　・短期目標
　　・長期目標
　　・目標の根拠

6　訓練計画

7　訓練経過

8　まとめ

　　謝辞
　　参考文献・引用文献

2）症例報告書の一例（表7-3）

表7-3　症例報告書の一例

臨床実習報告書

1．はじめに

　A施設での臨床実習において、精神運動発達遅滞のある子どもの評価と訓練を担当したので、報告する。

2．症例概要

氏名：○○　○○さん
生年月日：○○年○月○日
性別：男児
医学的診断名：早産、超低出生体重、精神運動発達遅滞
家族構成：本児、父（会社員）、母（パート勤務）、姉（小学1年）
主訴（母親）：「少しでもいいからことばをしゃべってほしい。」
現在の所属：B園（障害児通園施設）
家族の状況：両親ともに県外出身者である。両親の祖父母とも遠方に居住のため子育てには協力できない。父は営業職で平日の帰宅は夜9時ごろということもあり、子育てはほとんど母親に任せている。母親はパート勤務（10時から16時まで自宅近くのファーストフード店）。本児は身辺の整容ができていないことも多く、汚れた服装のことが多い。

3．生育歴

3.1　医学的既往歴

3.1.1　妊娠期

　母に基礎疾患はなく、タバコや酒などの嗜好品もない。産科的疾患はないが、不妊治療、排卵誘発剤の経緯がある。

3.1.2　周産期

　○○年○月○日、C病院にて新生児仮死のため在胎○週○日で出産
　出生時体重は923g
　筋緊張の低下、自発呼吸はなかった。
　生後○○日間C病院のNICUに入院、その後自宅で生活。

3.2　運動発達

3.2.1　運動発達の経過

　・定頸・・・7ヵ月
　・座位・・・9ヵ月
　・寝返り・・・10ヵ月
　・四つ這い・・3歳
　・つかまり立ち・4歳
　・独歩・・未獲得

（次ページにつづく）

3.2.2　現在の運動発達の状況

　室内での移動手段は四つ這い。屋外の移動手段はPCW (posture control walker) を練習中である。

3.2.3　現在の運動機能訓練の状況

<u>理学療法</u>

　現在週2回の頻度でPT訓練を行っている。PTの短期目標はPCWへの乗り降りを含めて、本児が行きたい方向へ進めることである。PCWを用いて施設周辺を散歩することには意欲的であるが、方向転換をすることが困難で、障害物にぶつかっては立ち止まっている。自分で試行錯誤して方向を変えようとはせず、静止していることが多い。PCWで方向転換する場合、車軸を一度持ち上げる必要があるが、そのためには立位バランスを必要とする。○月ごろから、前輪を持ち上げるような動きが出始めている。

<u>作業療法</u>

　現在週1回の頻度でOT訓練を行っている。指先に力を入れて活動できることを目標にしている。手指の巧緻性が低いため、モノを操作して遊ぶ経験が少ない。紙をちぎる、ボールを投げるなどの遊びには興味があるが、右手優位になるので、左手の使用を促している。理学療法同様PCWの練習も行っている。PCWの操作には上司の筋力も必要とされるためである。

3.3　言語発達

3.3.1　主訴

　母親の主訴「少しでもいいから、ことばをしゃべってほしい。」

3.3.2　言語発達の経過

<u>コミュニケーション能力の発達</u>

　1歳半ごろ、母やSTから話しかけられるとそちらの方を向くことができた。人見知りはなかった。その後も、大人の指さした方を見ることができ、指さしの理解は可能と考えられる。

<u>言語理解の発達</u>

　1歳半ごろ、保育士が呼名とともに手をかざすと、その手を触ろうとしていた。3歳を過ぎると、「ちょうだい」の身振りサインに応じたり、「待って」のサインに待つことができるようになった。さらに、4歳代では、STの指示に注目するようになり、鼻・耳・本・おしまいなどの単語を理解しているようである。

<u>言語表出の発達</u>

　1歳半ごろ、空腹時に泣いたり、楽しいときに笑ったりしていた。3歳代では、自発的に「やって」のサインを出すことができた。母音や両唇音の発音ができるようになった。さらに、4歳代になると、人に向かって声・表情・手さし・指さし・サイン（やって、ちょうだい、バイバイ）で意志を表現できるようになった。

3.3.3　現在の言語発達

　「評価」の項を参照。

3.4　日常生活能力の発達

　保育士からの聞き取りを中心に述べる。

食事

　ほぼ介助を必要としない。食事内容から食べたいものをしっかり見て選択できる。食事中の離席もあるが、最後まで食べられるように指導している。

　食事姿勢は椅子に座り、仕切り皿を用いて自分で食具を使って食べているが、時折介助している。食べこぼしが多い。食事時間は短い。

排泄

　介助が必要である。日頃はおむつを使用している。おむつが濡れていることに対して不快感を示すことはない。

衣服着脱

　介助が必要である。座位でズボンを履くとき、足をトントンと触って注意を促すとズボンに足を通すことができる。立位での着脱は困難である。

生活リズム

　一年を通して、朝8時半ごろに起床、22 ～ 23時ごろに就寝。

遊び

　ピアノ、PCWでの散歩、ブランコを好む。また大人に高い高いなどをしてもらうのも好きなようである。つまり、振動覚や触覚、聴覚を利用する遊びを好むようである。園では他児のすることを見てやりたそうにすることもある。

4．評価

4.1　コミュニケーション行動の観察

　通園施設内でのコミュニケーション行動（保育場面や自由遊び場面）の観察結果をまとめる。

　言語理解・表出ともに生活年齢に比べると遅れていることが明らかである。コミュニケーション能力は意図伝達は可能な段階と考えられる。

4.1.1　言語理解

　日常でよく使う定型句の理解はよくできている。例えば、大人からの「おしまいにする？」という問いかけに対して、「おしまい」のマカトンサインを作り、遊んでいたおもちゃを手渡すことができる。また、「ちょうだい」に対しても、ものを相手に手渡すことができる。「先生」と言われると、先生の所に行き顔を触る。母親が「だめ」と言うと、その行動を止めることができる。

　また、身体部位の多くや日常生活で使用する物品の名称を理解している。

4.1.2　言語表出

　意味のある単語となっての音声発信はまだない。機能的には、<u>指さし＋発声のレベル</u>である。何かしたいことがあると、そのものの方に指さしをしながら[ga]という発声がある。

　また、ジェスチャーやマカトンサインの様なサインでの表現もいくつかあるが、<u>拡張使用</u>であることが多い。例えば、「おしまい」のサインを作るが、「いや」など否定的な意味で使われている様子である。また、何かできたときに拍手をするが、「楽しい」など心理的に快の状態を表現しているようだ。

　コミュニケーションブックから自分のやりたい遊びを選択することができる。

（次ページにつづく）

4.1.3　コミュニケーションの発達段階

　本児のコミュニケーション能力をベイツの発達段階（竹田, 1994）で考えると、「意図的伝達の段階」にあると考えられる。これを**図1**に示す。参考関係や共同注意が成立することから「聞き手効果段階」の発達は確実にあると思われる。4.1.4にも述べた通り、さまざまな手段で自分の意図を伝えようとしていることから「意図的伝達段階」にあると考えられる。しかし、有意味語や誰にでも理解できるサインでの表現はまだ乏しいので「命題伝達段階」の発達には到達していないと考えられる。

　表出内容を原命令と原平叙に分類すると、「だっこ」「ちょうだい」「・・したい」など原命令が多かった。原平叙は拍手で楽しいことを他者と共有したいことを示すことが多く、それ以外の表現はほとんどなかった。拍手の表現のとき、アイコンタクトはゼロではないが不確実だった。

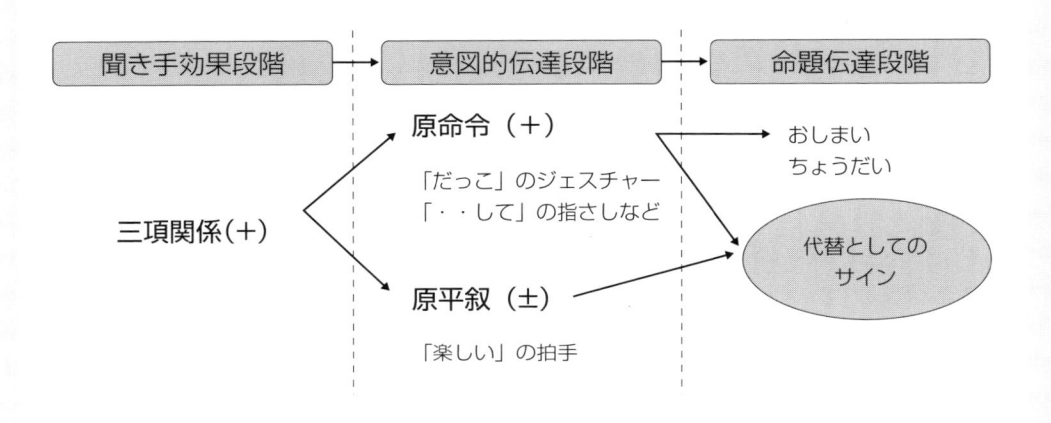

┃図1　コミュニケーションの発達段階

<u>コミュニケーション意欲</u>　本児は「これがやりたい」、「やりたくない」などの意志をはっきり持っており、何らかの形で発信しようとする。コミュニケーションに対して内発的な意欲は存在すると考えられる。

<u>対人関係</u>　大人とアイコンタクトを取ることができる。何か要求があるときは、その人の前までやってきて顔を覗き込み、何らかのサインを出すこともある。単純なやり取り遊びを成立させることもあるが、2, 3分くらいの時間である。一方、子ども同士でのコミュニケーションは行おうとしなかった。他児とかかわろうとすることはほとんどない。大人とのかかわりに比べると対照的である。しかし、他児のやることをじっと見ていてやりたそうにすることもある。他児に対する興味がないとまでは言えない。

4.2　<S-S法>言語発達遅滞検査
4.2.1　目的

　本児は重度の知的障害のある言語発達遅滞児である。行動観察の結果、発達年齢に比べて言語発達の遅れは重度であることが推測される。発語がないレベルの言語発達を評価するためには<S-S法>検査は有効だと考えられる。また、指導・訓練方針の決定にも

役立つ検査と考える。そこで、＜S-S法＞検査を施行することとした。

4.2.2　方法
検査年月日　　○○年○月○日
検査場所　　　言語訓練室

4.2.3　結果
コミュニケーション態度　　Ⅰ群（良好）
症状分類　　T群　（音声発信未習得）
記号の段階　段階3-1
検査結果のプロフィールを**図2**に示す。

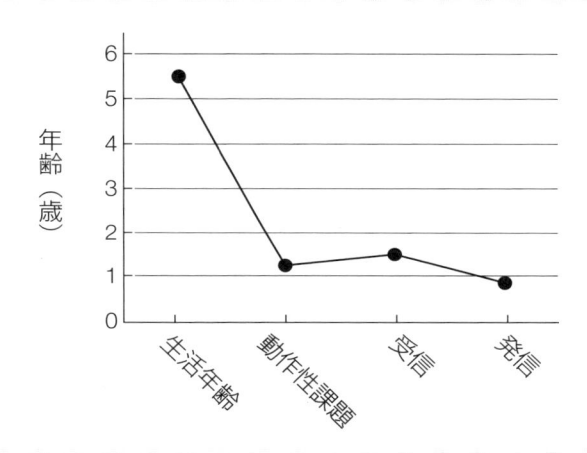

┃図2　＜S-S法＞検査の結果

　生活年齢に比べて、動作性課題、受信、発信ともに大きな遅れが認められた。検査結果より、動作性課題は1歳3ヵ月レベル、受信は1歳5ヵ月レベルだった。発信は有意味語がないことから1歳以前のレベルと考えられた。上記行動観察より＜指さし＋発声＞が観察されたことから10ヵ月レベルの発達があるのではないか、と考えられる。

<u>受信</u>　事物名称は成人語での正答が3/16だった。幼児語での正答は2/16あり、ジェスチャーでの正答は3/16となった。つまり、音声言語もしくは視覚言語を併用することで事物名称理解は8/16だった。「くつ」「でんわ」「めがね」などの日常物品や「ごはん」「パン」「りんご」など食べもののカテゴリーの語の理解が良好なことに比べて、「電車」「飛行機」のような乗り物や「ぞう」「ねこ」など動物のカテゴリーの理解は不良だった。
　身体部位は「て」「あし」は成人語で理解可能、「くち」「はな」「みみ」は幼児語で正解した。

<u>発信</u>　行動観察より有意味語の発信は認められなかったので発信課題は行わなかった。

（次ページにつづく）

動作性課題　3種はめ板2/3の正答、積木構成は積み木を投げるのみで構成はできなかった。描線課題は点々のみ可能だった。

検査場面での特徴的な行動　注意持続時間は短く、物品を投げる・声を出す・離席するなど逸脱した行動が頻回に認められた。特に検査の後半時間には顕著だった。離席してしばらく時間が経過しSTSが「やろうね」と言うと席に戻ることはできた。このことから検査そのものには協力的だったと考えられる。

　課題に正解したときSTSが誉めると、笑顔になり嬉しそうにしていた。STSが誉めると自発的に拍手する場面もあった。誉められた時だけではなく、検査物品やカードをSTSに渡すときにもアイコンタクトは成立した。

4.2.4　考察

言語理解

　小林 (1997) によると、子どもは単語を理解する以前から、その事物に対して「どのような行動をすべきものか」という観点で意味づけを行っている。すなわち、どのように行動するのかを理解せずに単語の意味を理解できないと考えられる。検査では、たとえば「急須」の使用方法が分からなかった。事物の操作方法が分からないのは、本児が具体的な事物に触れる経験が少ないことも関係しているのではないか。移動や手指操作の発達に障害があるので、物を操作する経験がどうしても乏しくなってしまう。さらに、家庭環境的にも本児が積極的に物に触れるような働きかけをしていないようである。数多くの経験をすることを通して、その事物がどういうものであるのかという概念を育てていくことが理解語彙を増やすための第1段階になるのではないだろうか。

言語表出

　本児はいくつかのサインを使用しているが、拡張使用の傾向があった。そのため聞き手側の推測が必要である。また、保護者は本児が何らかのサインを表現していることはわかっているが、「さっぱりわからない」と答えているように、本児のサインを推測することが難しいようである。母親自身が忙しいようで本児のことをじっくり観察して読み取るということが物理的に困難なのかもしれないし、もともと推測を働かせるのが苦手なのかもしれな

コミュニケーション能力

　<S-S法>検査の症状分類においてT群と評価されたように、本児は音声発信未獲得な状態である。発信手段はサインや指差しなどを使っているが、他者にその意図が伝わりにくいところが難点である。本児は、相手の後ろからや遠くから指差しで伝えても相手が気付かないということをわかると、相手の近くまで寄ってきてサインを出していた。このことから、コミュニケーション意欲が高いと考えられ、このことは本児の長所の一つといえる。

　行動観察の項でも述べた通り、本児の表出するサインは原平叙に比べて原命令が多かった。これは、自分の意志を伝達しようとする欲求は高まっているものの、相手と思いを共有したいという欲求が育っていないと考えられる。しかし、共同注意は存在することから、平叙的なコミュニケーションが全くできないということではない。遊びを共有する中で意図を共有しようとする気持ちがはぐくまれるといわれている。そこで、訓練の中では遊びの共有を経験することを通して、他者と調和することを学ぶ必要があると思われる。

い。
　また、4月には就学を控えている。本児はA特別支援学校への進学の予定である。現在の施設の職員は数年来の付き合いなので、本児のサインを理解できるが、初めて出会う人にとっては、サインを読み取ることは難しいと思われる。そこで、もう少し分かりやすい表現方法を持つことが望ましいのではないかと考えられる。

5．訓練目標

5.1　短期目標
・「おしまい」「ちょうだい」を写真カードで選択して、他者に伝える
・上記の語のサインを自発的に表出する
・コミュニケーション場面で大人とのやりとりの中で生じる楽しさを共有して伝える

5.2　長期目標
・音声言語での単語での理解語彙を増やす
・ＡＡＣを利用して表出ができる
・コミュニケーション場面における原平叙の発達を促す

5.3　指導方針の根拠

5.3.1　コミュニケーション機能
　評価の項目でも述べた通り、要求に比べて叙述が少なかった。そこで、叙述の機能を発達させる訓練を考える。
　原平叙の特徴として、山内（2000）によると、その目的は「注意や関心を他者と共有すること」であり、大人は「同じ対象世界を共有しあう主体として」位置づけられ、対象物は「大人の注意や関心を引くための手段」として用いられる。本児がそのようなコミュニケーションを行えるよう支援する。
　佐竹（1994）によると、まずは「大人が子どもの興味を引くものを示したり、指さしたりして注意を共有する」とあるが、本児は共同注意が成立するので、その次の段階をできるようにしたい。また、本児にとっての興味を引くものとしては楽器が挙げられる。
　さらに、訓練方法では、「子どもが興味を示したら、今度は中断して、子どもが要求したら続きを行う。次第に先行化すると、子どもの方から指さし、大人を見るようになる（佐竹, 1994）」とされている。この方法を用いた訓練計画を立てる。

5.3.2　AAC
　本児はＡＡＣとしてサインを使用している。しかし、OTの指摘にもあるように手指操作が拙劣なために、サインの使用には制限がある。実際、児の表出するサインが何を意味するのか理解できないことも多かった。知的障害のある子どもの場合、再生課題であるサインに比べて、再認課題であるシンボルのほうが使いやすい（大石, 1998）と言われている。しかし、検査結果からも分かるように単純な図形の弁別が困難だった。つまり、シンボルの図形を理解できない可能性もある。そのため、シンボルよりも絵や写真のような有縁性の高いものを使うほうが本児の理解を得やすいのではないだろうか。
　さらに、本児の遊びを観察すると機械操作に興味があった。ボタンを押すと動くおもちゃや家電製品（洗濯機や掃除機）のおもちゃで集中して遊ぶことができた。そこで、ＡＡＣ

（次ページにつづく）

機器を導入し、自分の意志を機器を用いて表現する経験を積むことができれば、と考える。

6. 訓練計画

実施日　○月○日
場所　　言語訓練室

	内容	ねらい	留意点
1	始まりの歌	・これから訓練が始まることを期待させる ・呼名反応	・予測する能力を身につける ・故意に違う名前を呼んで、注意して聞くことを促す
2	鉄琴	・楽器の演奏を楽しみ、「楽しい」という気持ちをSTSに伝えることができるようにする ・バチのやり取りを通して「ちょうだい」のサインの理解と表出を定着させる	・最初は時の好きなように演奏する ・児の演奏を真似して興味を引かせる
3	太鼓	・音楽のリズムに合わせて太鼓をたたき、STSとの同調を経験させる	・同上
4	スイッチ遊び	・Big Mackスイッチにトロピカルバブルライトを接続し、「もう1回」の方を押すとライトが付く。「おしまい」で切れるように設定 ラッチ&タイマー 15sでoffに設定 もう1回　　おしまい	・最初は「もう1回」のスイッチのみを使い、これを押せばおもちゃが動くことを十分に理解させる ・それができてから、「おしまい」のスイッチの対提示を行う ・スイッチの上に「もう1回」と「おしまい」の写真を貼る ・スイッチを押すと音声も同時に提示されるようにする
5	シャボン玉	・口唇閉鎖 ・口腔周囲内外の筋肉の協調 ・呼気量の向上とコントロール	・はじめは吹き口の大きいものからはじめる

7. まとめ

　超低出生体重で生まれ、精神運動発達遅滞のある子どもの言語発達の特徴について考察した。評価の結果、発信に比べて受信やコミュニケーション能力は良好であることがわかった。つまり、有意味な単語の発話はないものの、それに比べて言語理解があることやコミュニケーションへの意欲が高いことを確認できた。また、原命令に比べて原平叙が少なかった。つまり、本児の要求をある程度伝えることができているが、ことばを他者と情緒的な関係を作るための道具として使えていないことが分かった。これらの問題点を改善するために、本児が好む遊具や楽器を用いて原平常の表出を促すことやAAC機器の導入を試みた。4月に就学を控え、生活環境が一変するので、他者にとって理解しやすい表現手段の確保が重要だと思われる。

3) 実習報告会や症例報告会でのスライド例

　報告会では、パワーポイントのようなプレゼンテーション用のソフトを利用して発表することが一般的です。効果的なプレゼンテーションができるように工夫をしましょう。最近では印象に残るスライド資料の作り方を示した書籍などもたくさんありますので、ぜひ参考にしてください。

　スライドは書類ではありませんので、できるだけ文字数を減らすように心がけましょう。文書で表現するよりは図表やチャートなどを使って視覚的に瞬時に理解できるような工夫をすることも大切です。

　スライドの作成の目安としては1枚あたり1分程度と考えるとよいでしょう。つまり、10分の発表なら表紙を除いて10枚のスライドです。それより量が多いと、聞いている人は情報量が多くなりすぎて理解が追い付かなくなります。またスライドの行数ですが多くても8行程度です。これ以上行数が多いと、聞き手は文字を読むのに精一杯です。文字の大きさは28ポイント以上のほうが読みやすいようです。スライドのデザインですが、背景は奇抜なものは避けたほうが良いでしょう。聞き手にとって、発表内容よりも背景が気になってしまっては、本末転倒です。内容に注意を向けてほしいわけですから、デザインはできるだけシンプルで親しみやすい印象のものを選びましょう。

　スライドの例を**表7-4**に示します。最初の「はじめに」のスライドは、この発表のオリエンテーションとなるものです。何についての発表なのかが分かるように、聞き手に方向性を与えてください。結論を先に述べ、この点について詳しく説明します、というスタイルのほうが聞き手にとっては優しいプレゼントといえます。スライド例にもあるように、検査結果をグラフ化したり考察をチャートで表現して、聞き手が直観で理解できるように工夫しましょう。

表7-4 実習報告会例

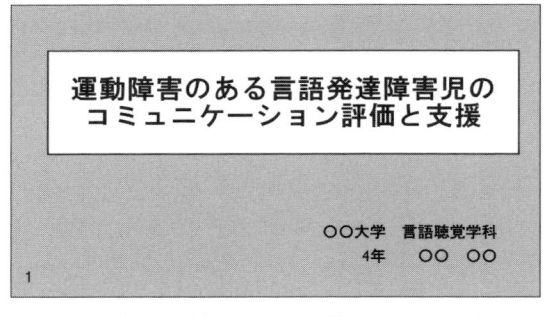

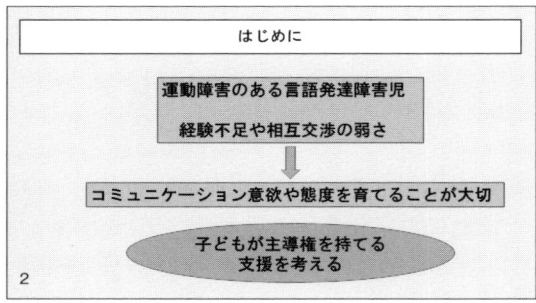

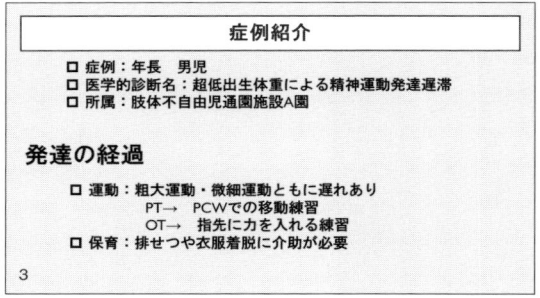

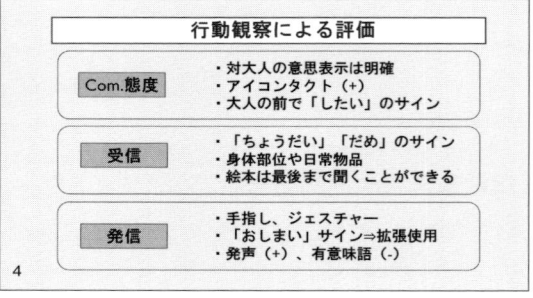

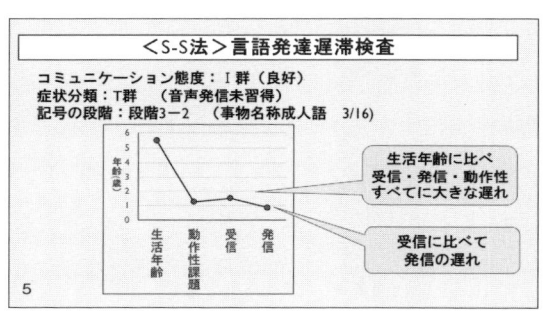

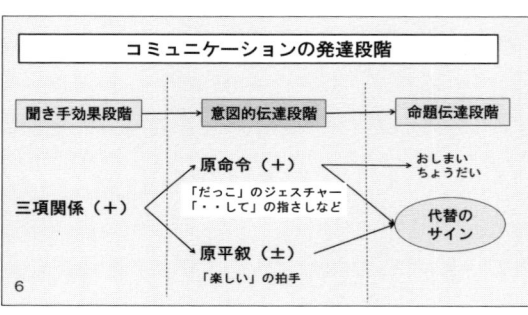

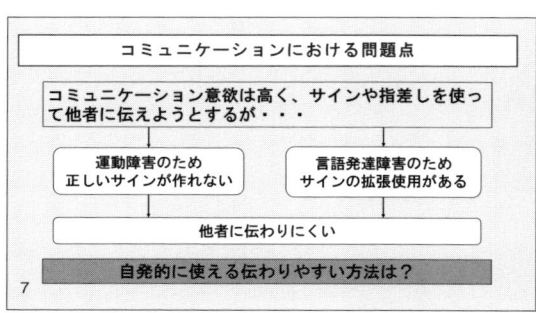

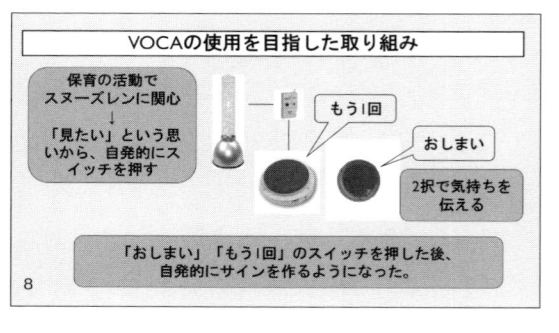

引用文献

1) Finn P, Brundage SB, & DiLollo A: Preparing our future helping professionals to become critical thinkers: A tutorial. Perspectives of the ASHA special interest groups SIG10, 1, 2, 43-68, 2016.

2) Fletcher P, & O'Toole C: Language development and language impairment. Wiley & Sons, 1-31, 2016.

3) Flipson P, Bernthal JE, & Bankson NW: Classification and comorbidity in speech sound disorders. Articulation and phonological disorders, speech sound disorders in children 8th edition. Pearson, 123-149, 2017.

4) 深浦順一：言語発達障害の評価・診断. 言語発達障害学第2版（藤田郁代編）. 医学書院, 21-26, 2015.

5) Hall, NE: Clinical observation in communication sciences and disorders. Plural Publishing, 2019.

6) 平岩幹男：乳幼児健診ハンドブック改訂第4版. 診断と治療社, 2015.

7) 神尾陽子, 小山智典：自閉症の早期発見. 自閉症—幼児期精神病から発達障害へ—（高木隆郎編）. 星和書店, 35-48, 2009.

8) 笠井新一郎：乳幼児健診と療育・支援システムにおける言語聴覚士の役割. 言語発達障害学第2版（藤田郁代編）. 医学書院, 268-272, 2015.

9) 加藤正子：器質性構音障害児の評価と指導. 特別支援教育における構音障害のある子どもの理解と支援（加藤正子, 竹下圭子, 大伴潔編）. 学苑社, 134-175, 2012.

10) 小山正：知的障害を持つ子どものことば. 子どものコミュニケーション障害（大石敬子編）. 大修館書店, 3-34, 2000.

11) 楠見孝, 道田泰司：批判的思考　21世紀を生き抜くリテラシーの基盤. 新曜社, 2015.

12) Leonard LB: Developmental language disorders. The Cambridge handbook of communication disorders (Cummings L 編). Cambridge University Press, 419-435, 2014.

13) 松本幸代：吃音と言語発達の関係. 特別支援教育における吃音・流暢性障害のある子どもの理解と支援（小林宏明, 川合紀宗編）. 学苑社, 24-30, 2013.

14) 箕輪良行, 佐藤純一：医療現場のコミュニケーション. 医学書院, 1999.

15) Moats LC & Dakin KE: Basic facts about dyslexia and other reading problems. The International Dyslexia Association, 2008.

16) 中川信子：ことばをはぐくむ. ぶどう社, 1986.

17) 中川信子：発達障害の子を育てる親の気持ちと向き合う. 金子書房, 2017.

18) 中田洋二郎：親の障害の認識と受容に関する考察—受容の段階説と慢性的悲哀. 早稲田心理学年報, 27, 83-92, 1995.

19) 中田洋二郎：発達障害と家族支援. 学研, 2009.

20) Noble KG, McCandliss BD, & Farah MJ: Socioeconomic gradients predict individual differences in neurocognitive abilities. Developmental Science 10, 4, 464-480, 2007.

21) 斎藤清二, 岸本寛史：ナラティブ・ベイスト・メディスンの実践. 金剛出版, 2014.

22) 下井田恵子：カリフォルニア州における多文化多言語児童への言語評価　現状と課題. コミュニケーション障害学, 31(2); 112-119, 2014

23) 杉原一昭, 杉原隆：田中ビネー知能検査V　理論マニュアル. 田研出版, 2013.

24) 出世富久子：口蓋裂に他の問題を併せ持つ症例. 口蓋裂の言語臨床第3版.（岡崎恵子, 加藤正子, 北野市子編）. 医学書院, 151-180, 2011.

25) 高崎文子：「ほめへの態度」の発達的変化とその関連要因の検討. 発達心理学研究, 29, 1, 13-21. 2018.

26) 竹田契一, 里見恵子：インリアルアプローチ. 日本文化科学社, 1994.

27) 竹下圭子：機能性構音障害児の評価と指導. 特別支援教育における構音障害のある子どもの理解と支援（加藤正子, 竹下圭子, 大伴潔編）. 学苑社, 62-129, 2012.

28) 玉井ふみ：言語発達障害とは. 言語発達障害学第2版（藤田郁代編）. 医学書院, 1-20, 2015.

29) 田中康雄：発達障害の子どもの心と行動が分かる本. 西東社, 2014.

30) 田中裕美子：特異的言語発達障害. 言語発達障害学第2版（藤田郁代編）. 医学書院, 142-153, 2015.

31) 垂見裕子：家庭環境と子どもの学力. 平成25年度全国学力・学習状況調査（きめ細かい調査）の結果を活用した学力に影響を与える要因分析に関する調査研究（国立大学法人お茶の水女子大学）. https://www.nier.go.jp/13chousakekkahoukoku/kannren_chousa/pdf/hogosha_factorial_experiment.pdf. 16-56, 2014.

32) Tomasello M. (辻幸夫ほか訳): Constructing a language（ことばをつくる）. 慶応義塾大学出版会, 9-46, 2003.

33) Wechsler D（日本版WISC-IV刊行委員会訳）：日本版WISC-IV知能検査　理論・解釈マニュアル, 2010.

34) Woodhouse SS, Powell V, Cooper G, Hoffman K, Cassidy J: The circle of security intervention. Handbook of attachment based interventions (Steele H & Steele M編), The Guilford Press, 50-78, 2018.

35) 八木保樹：知能検査. キーワードコレクション心理学（重野純編）. 新曜社, 310-313, 1994)

36) 山口美和：PT・OTのためのこれで安心コミュニケーション実践ガイド第2版. 医学書院, 2016.

37) 山崎京子：検査と評価（2）生育歴と全般的発達の評価. 言語聴覚療法臨床マニュアル（日本言語療法士協会編）. 協同医書出版社, 247, 1992.

索引

数字・欧文索引

編著者プロフィール

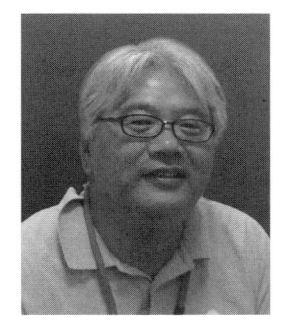

大塚裕一（おおつか・ゆういち）

熊本保健科学大学保健科学部リハビリテーション学科言語聴覚学専攻 准教授。1990年日本聴能言語学院聴能言語学科卒業。2010年熊本県立大学文学部日本語日本文学専攻博士前期課程終了。1990年4月より野村病院勤務後1996年9月より菊南病院勤務、2012年4月より現職。一般社団法人熊本県言語聴覚士会事務局長、くまもと言語聴覚研究会代表、熊本摂食嚥下リハビリテーション研究会事務局次長。主な著書に「失語症Q&A」（新興医学出版）「音楽療法士のためのわかりやすい医療用語ハンドブック—基本から略語まで」（あおぞら音楽社）「遊びリテーションのプロになる—高次脳機能障害編」「遊びリテーションのプロになる—認知症予防編」「絵でわかる失語症の症状と訓練〜言語障害メカニズムから考えよう‼〜」「明日からの臨床・実習に使える言語聴覚障害診断〜初回面接・スクリーニングを中心に〜」「認知症を楽しく予防しよう！〜理学療法士・作業療法士・言語聴覚士からの提案〜」（以上、医学と看護社）。

著者プロフィール

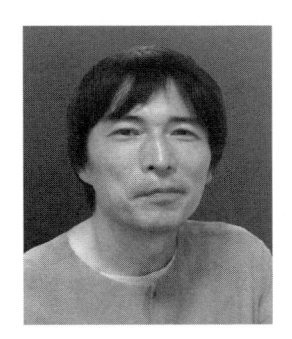

井﨑基博（いさき・もとひろ）

熊本保健科学大学保健科学部リハビリテーション学科言語聴覚学専攻 准教授。1998年大阪大学人間科学部卒業。2003年大阪リハビリテーション専門学校卒業。2016年大阪大学大学院人間科学研究科博士後期課程修了。人間科学博士。2003年より宮崎市総合発達支援センターに勤務の後、2014年日本学術振興会特別研究員、2016年愛知淑徳大学講師、2018年より現職。言語発達障害児における対人相互交渉の特徴や極低出生体重児における発達障害様の行動特性を主な研究内容としており、「8〜9歳齢極低出生体重児における注意機能」、「極低出生体重児の社会的相互交渉における視線行動」などの研究論文がある。

明日からの臨床・実習に使える
言語聴覚障害診断―小児編   ISBN978-4-7878-2694-7

2024 年 11 月 21 日　初版第 2 刷発行

（以下,株式会社医学と看護社より刊行）
2018 年 12 月 15 日　初版第 1 刷発行

編 著 者	大塚裕一
著 　 者	井﨑基博
発 行 者	藤実正太
発 行 所	株式会社　診断と治療社

〒 100-0014　東京都千代田区永田町 2-14-2　山王グランドビル 4 階

TEL:03-3580-2750(編集)　03-3580-2770(営業)

FAX:03-3580-2776

E-mail:hen@shindan.co.jp(編集)

　　　　eigyobu@shindan.co.jp(営業)

URL:https://www.shindan.co.jp/

印刷・製本　日本ハイコム株式会社